U0115600

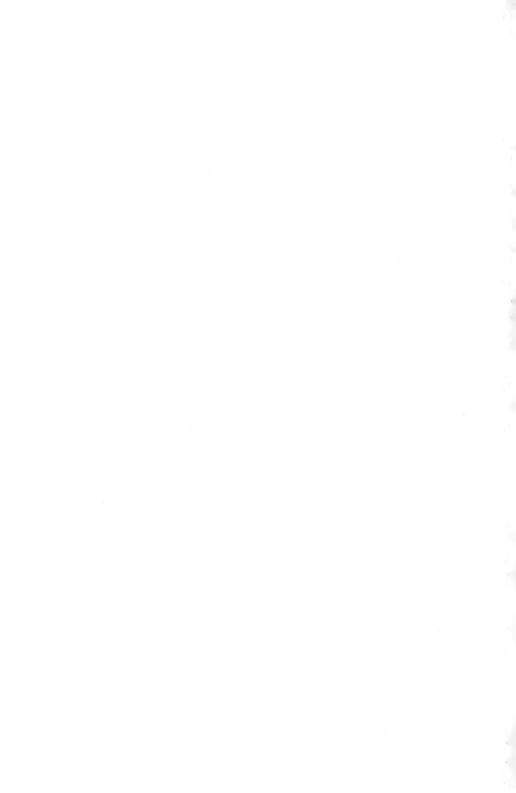

中药临方制剂技术研究与开发

洪燕龙　林　晓／主编

全国百佳图书出版单位

中国中医药出版社

·北　京·

图书在版编目（CIP）数据

中药临方制剂技术研究与开发 / 洪燕龙，林晓主编
. —北京：中国中医药出版社，2024.1
ISBN 978 - 7 - 5132 - 8532 - 2

Ⅰ. ①中⋯　Ⅱ. ①洪⋯ ②林⋯　Ⅲ. ①中药制剂学—
研究　Ⅳ. ①R283

中国国家版本馆 CIP 数据核字（2023）第 214681 号

中国中医药出版社出版

北京经济技术开发区科创十三街 31 号院二区 8 号楼
邮政编码　100176
传真　010 - 64405721
山东润声印务有限公司印刷
各地新华书店经销

开本 880 × 1230　1/32　印张 6. 25　字数 124 千字
2024 年 1 月第 1 版　2024 年 1 月第 1 次印刷
书号　ISBN 978 - 7 - 5132 - 8532 - 2

定价　49. 00 元
网址　www. cptcm. com

服 务 热 线　010 - 64405510
购 书 热 线　010 - 89535836
维 权 打 假　010 - 64405753

微信服务号　zgzyycbs
微商城网址　https：// kdt. im/LIdUGr
官 方 微 博　http：// e. weibo. com/cptcm
天猫旗舰店网址　https：// zgzyycbs. tmall. com

序

2003 年人类基因组测序工作的顺利完成被看作是医学发展史上的一个转折点：它预示着个性化医疗时代从此来临。现在，移动通信、云计算、大数据、3D 打印技术、基因测序、无线传感器、超级计算机等各种高新技术不断融合，给医疗模式带来巨大变化，人们甚至可以设想未来个性化智能用药的途径：使用生物传感器和可穿戴设备技术，通过无线通信将患者的个性化数据传输给医生，医生诊察患者的疾病状态并生成数字化处方，然后发送到制造工厂，采用 3D 打印等技术设计和制造定制化的药物。

其实，个性化定制药物并不是全新的概念，中药临方制剂本质上就是一种个性化定制药物。它的起源以汤剂的广泛使用为标志，可追溯到夏末商初时代。《黄帝内经》《伤寒杂病论》等众多中医著作辨证论治、随证加减的理论与实践进一步推动了中药临方制剂技术的发展。当今时代，为了个体患者的疾病能得到及时、精准、满意的治疗，医生为患者提供"量体裁衣"式的"一人一方一剂"的定制制剂。此种个性化精准药学服务将发挥越来越重要的作用，但同时也带来不少挑战。如何提高中药临方制剂的生产水平，如何将"质量源于设计"（Quality by Design，QbD）的现代制剂生产理念与中药临方制剂相结合，构建个性化、自动化、智能化的临方制剂生产技术及生产线？这是中药临方制剂研究与生产领域中亟待深入探索和解决的问题。

与中成药、医院制剂相比，"一人一方一剂"的临方制剂有其特殊性。由于处方药味不一所带来的物料性质差异，加上生产批量小，使得制剂保持较高载药量、即时完成全部工艺、一次成型具备很高的难度。如何将药味不一的个性化处方快速、高载药量、无预实验、零失败地加工成临方制剂，对药学工作者和调剂人员而言，是一个巨大的挑战。

"物有甘苦，尝之者识；道有夷险，履之者知。"上海中医药大学洪燕龙研究员致力于中药临方制剂技术理论与应用研究近十载，由他领衔的研究团队集中攻关，开展了大量基础研究，提出了根据制剂原料特征物理性质开展临方制剂技术研究、设备开发以及智能制造的研究模式，并将此研究模式付诸实践，终于攻克了这一技术难关。

现在，洪燕龙研究员将他多年探索积淀的研究成果汇集成本专著，呈现给各位读者，令人欣喜。该书详尽而清晰地阐述了中药临方制剂制备理论，以及中药临方原生药粉水丸生产技术、中药临方浓缩丸剂生产技术及中药临方浓缩水丸智能化决策系统等，内容丰富而充实。该书为读者在中药临方制剂方面的入门和进一步发展奠定了扎实的基础，是一本值得向广大中药药剂研究者、学习者及临方生产者推荐的优良参考书，也是一本配合中药药剂学教学的优良参考书。

陈凯先

上海中医药大学

中国科学研究院上海药物研究所

2023 年 5 月

前　言

　　祖国传统医学历来讲究辨证施治、随方组药，强调以个体为中心，体现了中医学在认识和治疗疾病过程中的思想方法。基于中医临床辨证论治的个体化诊疗模式，医师常依据患者病机的不同对处方进行加减化裁，开具个性化的中药复方。临床上，汤剂、配方颗粒为应用普遍的剂型，但存在煎煮烦琐费时、携带不便、口感苦涩等诸多弊端，降低了患者用药的依从性。

　　有研究者着力于开发各种中药临方制剂剂型及其设备。随着我国经济发展水平的不断提高，个性化定制已延伸到人民对高质量的个性化药学服务质量的需求。此外，快递业务的迅猛发展，快递效率的急剧提升，使得中药临方制剂的区域加工服务模式在时效性上成为可能。近年来，临方制剂的使用数量正逐年递增，越来越多的患者感受到了临方制剂带来的益处，其关注度也越来越高。卫生部、国家中医药管理局和国家食品药品监督管理局联合印发的《关于加强医疗机构中药制剂管理的意见》等一系列法律、法规的出台，预示着临方制剂的发展迎来了新的机遇。

　　本书以中药临方制剂为论述对象，基于中药临方制剂的技术研究和应用现状，提出了中药临方制剂技术的研究与开发模式，并重点介绍了中药临方水丸和临方浓缩水丸制备技术的研究实践，展现了中药临方智能化技术与设备开发的研究方向，提出了基于中药临方智能制造与经方智能辅助决策等核心技术的中医健康服务新模式。

本书分为七章。第一章为绪论，重点介绍了中药临方制剂的内涵和意义，回顾了中药临方制剂发展的历史沿革，分析了临方膏滋、临方丸剂、临方颗粒剂及临方外用制剂的应用现状。第二章梳理了中药临方制剂的特点，介绍了中药临方制剂技术的研究与发展现状，提出了中药临方制剂"中药物料分类－工艺智能决策－智能生产"的研究与开发模式。第三章介绍了基于粉体物理性质的中药饮片分类的技术方法，建立了常用中药饮片粉体的物理性质数据库及分类体系。第四章介绍了挤出搓圆法制备临方水丸过程中黏合剂的浓度、用量预测模型及验证，实现了基于中药物料分类的临方水丸制剂处方的智能决策。第五章介绍了临方浓缩水丸的制剂工艺路线的构建及验证，实现了"零辅料"临方浓缩水丸制剂工艺的智能决策。第六章介绍了基于安全性、有效性、工艺可行性以及制剂成本等诸多要素的中药临方数据库与规则库，提出中药临方数字化、智能化的发展方向。第七章对中药临方制剂的剂型应用、制剂技术、生产设备、规范标准、临床应用以及服用模式的现状和存在问题进行了系统的分析与总结，提出了基于工业4.0的临方制剂区域加工服务模式等创新发展对策。在此基础上，基于中药临方智能制造、中医经方智能辅助决策等创新技术，展望了互联网与人工智能背景下的中医药诊疗服务新模式，为创新中医药诊疗服务模式提供参考。

全书以新颖、实用为宗旨，内容主要以编者在该领域的科研实践、思考以及国内外最新研究进展编著而成，其中研究内容直接来源于团队的科研实践，反映了中药临方制剂领域最新的研究成果。本书的编者，绝大多数是上海中医药大学的科研工作者，涵盖中药、中医、工程、计算机算法、文献等多个学科，因此本书的内容是多学科交叉协同创新研究的成果，为中药临方制剂的研究者、生产者、学习者提供了一本有益的工具书和参考书。本书为中药临方制剂领域的专著，内容涉及面较广，限于时间和编者的水平，难免有不妥之处，敬请批评指正。

本书的编写得到上海中医药大学前校长陈凯先院士的指导、支持与热情鼓励，在此表示深深的谢意。同时，也深深地感谢为本书的出版不辞辛苦、努力研究的硕博士研究生们，他们是高雅、李雪、郑亚平、胡志强、陈恒晋、张悦、张雪、朱森发、李益萍、项金曦、李云琪、杨光、李文杰、田文秀、薛爱乐、赵艳、房盈、周诗怡、董育瑄。

洪燕龙

2023 年 11 月

目　录

第一章

绪 论

第一节　中药临方制剂的内涵及意义

一、中药临方制剂的内涵

"临方"，即临证用方，是对中医药辨证施治的集中体现。《说文解字》（东汉·许慎）中"临"解为"监临也，从卧品声，力寻切"；"卧"解为"从高处往低处俯察之意"。《康熙字典·注》中"方"解为"犹道也，法术也"。所以，"临方"可引申为：医生和药师通过专业的审度和权衡而得到的治疗病证的途径和方法。在中医临床中，临方调配主要涵盖临方炮制与临方制剂两个方面，是临床中药学个体化服务的重要内容。

临方制剂是指受患者委托，调剂人员将中医师辨证施治后开具的个体化中药处方，采用适当工艺加工而成的定制化制剂，俗称"一人一方一剂"。中药临方制剂是中医临床用药的特色与优势，既遵循中医辨证施治的内在需求，又能解决药厂无法定制化生产的瓶颈问题，特别适合需长期服药、对口感要求较高的患者。与中成药涉及的几十种剂型相比较，中药临方制剂剂型较为集中，主要包括丸、散、膏等传统剂型，以及少量胶囊剂、颗粒剂等现代剂型。

二、中药临方制剂的意义

1. 临方制剂符合中医临床辨证论治的内在需求

祖国传统医学历来讲究辨证施治、随方组药，强调以个体为中心，体现了中医学在认识和治疗疾病过程中的思想方法。基于中医临床辨证论治的个体化诊疗模式，医师常依据患者病机的不同对处方进行加减化裁，开具个性化的中药复方。中成药与医疗机构制剂处方组成相对固定，难以随证进行加减，不能适应个体化的诊疗需求。相比较而言，临方制剂可随方灵活变化加工，体现了以人为本的个体化中医诊疗模式，遵循中医临床辨证论治的内在需求。

2. 临方制剂提供多元化的中医临床用药剂型

汤剂作为一种应用普遍的剂型，具有可依据患者病症差异进行个体化诊疗的优点，但存在煎煮烦琐费时、携带不便、口感苦涩等诸多弊端，降低了患者用药的依从性。此外中药复方组方复杂，并非所有药物都适宜制备为汤剂。如善于杀虫消积的驱虫药雷丸，煎煮使用会使其蛋白分解酶（雷丸素）失去活性，故在临床使用过程中需研粉冲服。又如青黛因其疏水性强、质地轻，煎煮使用时易大量漂浮于药液表面，不能充分接触水而致溶出受限，故传统用法要求青黛"宜入丸散，不入汤剂"。同一中药处方可以制备成多种剂型，但不同的剂型可能产生不同的治疗效果，唯有适宜的剂型才能使药物发挥良好的疗效，满足患者"一人一方"的用药需求。针对医师开具的个体化中药复方，由医生、调剂人员依据治疗需要和药物性质加工成适宜的剂型，可弥补中药汤剂的不足，提高患者用药的安全性、有效性和依从性。

3. 临方制剂有助于提升"以患者为中心"的个性化药学服务

临方制剂的加工过程需要医师、药师、患者等多方的配合，增加了医护人员与患者的沟通与互动。在中医临床用药中，医生多关注处方的疗效而易忽视患者用药的依从性，以中药外治法治疗斑秃为例，当前多采用中药外用洗剂、酊剂、外搽剂等液体类药剂进行治疗。液体类制剂在使用的过程中因流动性强，常会出现药液与斑秃部位接触时间较短的状况，且在使用的过程中衣物易受污染，影响治疗的依从性，进而影响治疗的效果。经医师和药师沟通后可选取更适宜的剂型，如乳剂进行治疗。通过临方制剂将三者紧密联系，以此方式既可以取得更好的治疗效果，也能提高患者用药的依从性。推广临方制剂有助于提升"以患者为中心，药品为手段，提供全方位、高质量的个性化药学服务"的质量，助力药师参与临床药学服务，使治疗服务更为精准、有效。

第二节　中药临方制剂的历史沿革及应用现状

一、中药临方制剂的历史沿革

随证加减的中药汤剂是中药最普遍的使用方式，从本质上说，中药汤剂就属于临方制剂的范畴。近年来随着中药代配代煎服务的普遍开展，越来越多的人使用这种临方制剂模式。因此中药临方制剂的起源可以追溯到自汤液始。晋·皇甫谧在《针灸甲乙经》的自序中说："伊尹以亚圣之才，撰用《神农本草》，以为《汤液》。"故以伊尹始创汤剂，汤剂的广泛使用标志着中药临方制剂的出现。

东汉名医张仲景，勤求古训，博采众方，著《伤寒杂病论》，"观其脉证，知犯何逆，随证治之"，开创了中医辨证论治体系，促进了中药临方制剂的发展。此外该书注重因人制宜，载有平人、强人、盛人、瘦人等体质。如在四逆汤方中载："上四味，以水三升，煮取一升二合，去滓，分温再服，强人可大附子一枚，干姜三两。"后世众多中医著作辨证论治、随证加减的理论与实践进一步推动了中药临方制剂技术的发展。

不仅中药内服临方制剂得到发展，皮肤病外用中药也逐渐形成了临方制备特色。我国现存最早的中医外科专著晋代《刘涓子鬼遗方》，对外用膏剂就有以下临方调配记载："治热疮，黄连膏方。黄连、生胡粉各三两，白蔹二两，大黄二两，黄柏二两。上五味为末，用猪脂以意调和涂之。"所谓"以意调和"，就是要求在临证时根据"热疮"的皮疹变化，临时决定"药末"与"猪脂"的比例。宋代《卫济宝书》记载了对外用散剂的临方调配："白槟榔散，收疮口长肉。槟榔（炒）、白及、黄柏（去粗皮）、木香各半两。上为末。轻粉二钱，和匀。如疮干，即以腊月猪脂调药敷之，湿则干掺。"此处既有对临方炮制的要求，也有对临方制剂的要求：①疮面"干"需将散剂用猪脂调配成膏剂；②疮面"湿"则直接外用散剂。

历代中药制剂理论及其制剂技术的发展不断丰富了临方制剂的内容。我国第一部中药学专著《神农本草经》载"药性有宜丸者，宜散者，宜水煮者，宜酒渍者，宜膏煎者，亦有一物兼宜者，亦有不可入汤酒者，并随药性，不得违越"，表明不同的中药需要采用不同的剂型。"病在胸膈以上者，先食后服药。病在心腹以下者，先服药而后食。病在四肢血脉者，宜空腹而在旦。病在骨髓者，宜饱满而在夜"，表明不同的疾病需要采用不同的服药方法。李东垣《珍珠囊补遗药性赋》曰："大抵汤者荡也，去久病者用之；散者散也，去急病者用之；丸者缓也，不能速去其病，用药徐缓而治之也。"提示不同的疾病需要采用不同的剂型。

中医坐堂"前店后坊"的模式标志着中药临方制剂的兴盛，即中医生在"前店"坐堂看病，通过辨证论治开出个体化处方，然后在"后坊"制备散剂或丸剂等。尽管"前店后坊"出现的具体时间不甚明确，但是我们可以在《清明上河图》看到"前店后坊"的清晰场景。由于种种原因，这种"前店后坊"的临方制剂服务模式慢慢消失了。可喜的是，晚清时期在江浙一带形成冬令进补膏方时尚，民国时期更是广大民众保健治病的首选。近年来膏方应用越来越广，直接推动了"一人一方一剂"的膏方市场，延续了中药临方制剂的给药形式。

2010 年卫生部、国家中医药管理局和国家食品药品监督管理局联合印发《关于加强医疗机构中药制剂管理的意见》指出：

受患者委托，按医师处方（一人一方）应用中药传统工艺加工而成的制品不纳入医疗机构中药制剂管理范围。该法规预示着临方制剂正式合法进入医院。在《国家中医临床药学重点专科建设要求（2013 版）》中指出：应用中药传统工艺进行加工等服务（制作丸、散、膏、丹等），鼓励开展临方制剂，按照医师处方（一人一方）为患者制成丸、散、膏、丹等。另外，上海市《三级中医医院及中西医结合医院等级评审标准（2017 年版）》鼓励医院为患者开展 2 项及以上中药个体化用药加工服务（接受患者委托，按医师处方制作丸、散、膏、胶囊等剂型的服务）。2018 年 5 月 15 日上海市卫健委发布的《关于本市医疗机构进一步加强药事管理推动药学服务转型发展的通知》中明确指出各中医医疗机构应建立完善中药药事管理组织机构，积极开展接受患者委托，按照医生处方制作丸、散、膏等剂型的个体化特色药学服务，挖掘整理传统中医药制作加工方法，并推广使用，方便人民群众。这些法律法规充分体现了国家鼓励中医药事业的发展，也预示着临方制剂的发展迎来了新的机遇。近年来，临方制剂的使用数量正逐年递增，越来越多的患者感受到了临方制剂带来的益处。不仅如此，以往对中药临方制剂只有零星的报道，而近两年对中药临方制剂的关注度越来越高。

二、中药临方制剂的应用现状

1. 临方膏滋的应用现状

膏滋，俗称膏方，是在中医基础理论的指导下，针对不同人群、不同临床症候表现遣方组药，并经多次煎煮，滤汁去渣，浓缩后加糖及胶类收膏而制成的半流体或半固体制剂。膏方制备遵循个体化用药原则，随证加减，具有体积小、含药量高、药效持久、口味润滑、服用方便、一人一方、一人一剂等特点，在临床诊疗及日常养生保健实践中的应用十分广泛。膏方在临床实践中未病先防、重视养生的思想对构建"治未病"特色预防保健治疗服务体系有着极其重要的意义。

上海中医药大学附属龙华医院在 1984 年率先开设膏方门诊，并形成了规范的流程和标准，随后上海周边江苏、浙江等地的中医院也都陆续开展相关服务，带动了当地膏方市场。随着人们对常态化养生、药食同源概念的认同，中医文化也逐步渗透到寻常百姓中，服用膏方的目的也从单纯防病治病转向多元，如调整亚健康状态、增强体质、抗衰延年、美容养颜等。黄风等通过分析 725 例亚健康患者膏方的组方特点，发现经膏方治疗后患者临床症状明显改善，膏方组方注重阴阳气血平衡，在顾护脾胃基础上更注重补肾。刘淼等对 1020 例亚健康患者采用益气温阳膏进行临床治疗，经观察发现，采用益气温阳膏方可改善患者亚健康状态，治疗总有效率高，患者服药依从性好。《2020 中国膏方养生白皮书》发布：中国膏方市场规模可观，其中线下传统膏方定制市场规模就达到 10 亿元，展现了广阔的发展前景。

2. 临方丸剂的应用现状

除汤剂、膏滋外，丸剂是目前中药临方制剂最常用的剂型，在各大医院广泛使用。丸剂因其制剂有道、制备有术、临床有效的特点，成为最具活力、应用最为广泛的剂型之一。表 1 - 1 是某医院临方制剂的剂型分布，从表中数据可以看出临方丸剂占比最高，约占总数的一半。中医有"丸者缓也""丸药以舒缓为治"以及"药性有宜丸者""大毒者须用丸"的论述，说明丸剂缓慢释放可达到维持平稳持久疗效、降低毒性及不良反应的目的，在临床上最适用于治疗慢性疾病或久病体弱、病后调和气血，这也是临方丸剂广泛使用的根本原因。

表 1 - 1　某医院临方制剂的剂型分布

剂型	2014 年		2015 年		2016 年	
	例数	构成比（%）	例数	构成比（%）	例数	构成比（%）
鹿茸（滋补）蜜丸	182	32.50	208	28.26	260	28.89
水丸	113	20.18	160	21.74	212	23.56
滋补散	236	42.14	334	45.38	391	43.44
外用贴敷散	12	2.14	16	2.17	14	1.56
煎膏剂	4	0.71	6	0.82	8	0.89
外用膏剂	3	0.54	3	0.41	3	0.33
栓剂	10	1.79	9	1.22	12	1.33
合计	560	100	736	100	900	100

3. 临方颗粒剂的应用现状

由于中药汤剂煎煮麻烦、味苦难咽、不便携带、不易储存等原因，临床常常出现认可中医的疗效，但拒绝喝汤药的情况。临方颗粒剂以液体形式服用，保存了汤剂吸收快、显效迅速等优点，同时还具有延长制剂储存时间，运输、携带和服用更方便的优点，各临方制剂剂型特点比较见表 1 - 2。笔者走访了几家医院、代煎中心，发现临方颗粒剂的临床需求是非常迫切的。但由于临方颗粒剂基础研究较少，技术不够成熟，在临床上的使用频率尚低。

表 1 - 2　临方颗粒剂与其他临方剂型的比较

剂型	颗粒剂	汤剂	散剂	丸剂	片剂	胶囊剂
处方生药量/日	<400g	无明确限制	<12g	<80g	<48g	<60g
对毒性药的包容性	好	好	中	中	好	好
吸收速度	快	快	快	慢	中	中
安全性	好	好	中	中	好	好
成型难度	难	易	易	难	难	中
服用依从性	较好	差	差	好	中	中
使用便捷性	较好	差	差	好	好	好
储存稳定性	好	差	好	好	好	好
口感	中	差	差	好	好	好

一般认为，散剂的日服用生药量不超过 12g，丸剂不超过 80g，颗粒剂不超过 45g（折算生药量约为 120g）。通过调查发现，颗粒剂以液体形式服用，患者可以接受的颗粒剂的最高单次服用剂量可达 50g，日服颗粒量最高可达 150g（折算生药量为 400～500g）。因此，临方颗粒剂的日服用剂量可等同于汤剂，生药量在 400g 以下的处方，均可采用临方颗粒剂的给药形式。这大大扩展了临方制剂的应用范围，是散剂、丸剂等临方剂型的重

要补充。

4. 临方外用制剂的应用现状

在临方制剂的实际应用中，膏、丸、散应用最多；颗粒剂、胶囊剂、袋泡茶、合剂、糖浆剂、酒剂、外用贴敷散、外用膏剂、栓剂有少量文献报道。从文献上看，临方外用制剂所占的比例有限，剂型包括散剂、膏剂、栓剂等，详见表1-2。

邓丙戌等报道：由于多种原因，中药临方调配多年来主要被应用于内服中药方面；而对于外用中药，尤其对于皮肤病外用中药的临方调配则远未受到重视。实际上，皮肤病、骨科疾病等与内科杂病一样，同样需要"三因制宜"，同样需要辨证论治及个性化诊疗。遗憾的是，由于制剂技术及设备开发水平的限制，相对于口服制剂，临方外用制剂的应用少之又少。

参考文献

[1] 张韶湘，邹昱蕾，余晓玲. 医疗机构开展临方制剂应用实践中存在的问题及解决建议 [J]. 中药与临床，2020，11（4）：27.

[2] 陈丽华，朱江，张吉菲，等. 基层中医医院中药学工作的发展研究 [J]. 中国医药学导报，2012，9（34）：158.

[3] 郭炜. 雷丸古今临床应用概述 [J]. 辽宁中医杂志，2014，41（9）：1866.

［4］王鑫，刘剑云，张定堃，等．青黛饮片亲水性改性工艺的优选研究［J］．中草药，2016，47（3）：401．

［5］唐志芳，郑依玲，梅全喜．中药药学服务的特点、存在问题及对策［J］．中国药师，2017，20（9）：1588．

［6］邓丙戌．皮肤病外用中药的临方调配［C］．北京：中华中医药学会皮肤科分会第六次学术年会、赵炳南学术思想研讨会、全国皮肤科中医外治高级研修班，2009：4．

［7］罗仁书．中药临方制剂应用情况分析［J］．中药与临床，2018，9（1）：31．

［8］胡志强，鲜洁晨，楚世慈，等．中药临方制剂技术的发展现状及研究策略［J］．中国中药杂志，2019，44（1）：28．

［9］胡金梅．浅谈中药个体化用药服务［J］．现代中医药，2019，39（6）：16．

［10］吴潍．加强中药房细节管理的基本对策与措施［J］．中医药管理杂志，2019，27（20）：198．

［11］宋光胜，袁忠，王德才，等．浅谈中药临方制剂的现状与管理［J］．中国处方药，2020，18（6）：24．

［12］张建伟，马静雅，刘力．中药个体化给药口服固体制剂剂型选择与制备探讨［J］．中医药导报，2020，26（12）：36．

［13］李莹，李文君，卢梦情，等．美国临方配制制剂及其对我国的借鉴意义［J］．中国医院药学杂志，2020，40（16）：1776．

［14］林基伟，汪栋材，吴海滨，等.中医膏方历史源流及现代发展状况［J］.中药与临床，2018，10（11）：2554.

［15］张臻，高天慧，傅超美，等.中药丸剂剂型理论与应用现状关键问题分析［J］.中国中药杂志，2017，42（12）：2408.

［16］黄凤，周亚平.725例亚健康不同证型膏方制剂的组方探讨［J］.中医药学报，2015，43（1）：40.

［17］刘淼，杨从森，王峥嵘，等.1020例亚健康体检患者中医体质分布调查及益气温阳膏的应用效果观察［J］.辽宁中医杂志，2016，43（8）：1592.

［18］罗仁书.中药临方制剂应用情况分析［J］.中药与临床，2018，9（1）：31.

［19］郭晓英.中药学全新的发展之路探索［J］.中医药管理杂志，2014，22（7）：1121.

［20］冯纯慧，许涛，杨风玲，等.急诊中辨证使用中药颗粒剂的重要价值［J］.贵阳中医学院学报，2002（3）：3746.

［21］王优杰，李益萍，沈岚，等.中药临方颗粒剂的特点与发展设想［J］.中国中药杂志，2021，46（15）：158.

［22］张建伟，马静雅，刘力.中药个体化给药口服固体制剂剂型选择与制备探讨［J］.中医药导报，2020，26（12）：36.

［23］吴守恭.中药制剂传承发展要体现时代精神［N］.中国中医药报，2018-01-29（003）.

[24] 张丽青，李景春，冯爽．临方制剂中存在的问题与对策 [J]．中医药管理杂志，2014，22（1）：72.

[25] 宋光胜，袁忠，王德才，等．浅谈中药临方制剂的现状与管理 [J]．中国处方药，2020，18（6）：24.

第二章

中药临方制剂的技术
现状及研发模式

第一节　中药临方制剂的特点及技术现状

一、中药临方制剂的特点

与中成药、医疗机构中药制剂相比，临方制剂有其特殊性。

1. 处方药味不一。由于辨证用药的需要，不同的病人其处方药味不尽相同，同一病人不同时间的处方药味也不完全相同。

2. 生产批量小。临方制剂一般用量不大，一方多者（以饮片计）500g 左右，少者仅 20～30g，对于慢性病患者一次药方最多 2～3kg 饮片。

3. 即时完成全部工艺。尽管处方量少，但对每一个处方均需从饮片开始，即时完成粉碎、混合，甚至提取、浓缩、干燥、制剂成型、干燥、包装、清洁等全部制备工艺过程。

4. 加工周期短。临方制剂没有成品库存，且由于治疗的需要和病情的可能变化，要求临方制剂的加工越快越好。一般而言，患者在 1～3 天获得较为适宜。

5. 需一次成型，没有预实验。中成药、医疗机构中药制剂的开发均有处方工艺优化的过程，需经过多次预实验和优化实验。并且每种药品研发均有从小试、中试到放大生产的试制过程，其实验次数多、开发周期长。而调剂人员在拿到临方制剂处方后，不能有预实验的过程，需要一次性成功完成全部工艺过程，否则加工成本和周期将成倍提高，患者信任度将大大降低。

6. 时间短。中成药、医疗机构中药制剂的药品一般有效期为 1～3 年，而临方制剂制备完成即开始使用，无货架期，储存、服用（使用）时间较短，长则 1～3 个月，短则 1～2 周，因此对制剂稳定性的要求相对较低。

7. 中药的日服剂量一般较大，在制剂过程中应尽量提高载药量，以提高患者服药的依从性。

鉴于以上特点，如何将药味不一的个性化处方，快速、高载药量、无预实验、零失败地加工成临方制剂，对药学工作者和调剂人员而言，是一个巨大的挑战。

二、中药临方制剂的技术现状

1. 临方膏滋的技术现状

膏滋是经多次煎煮，滤汁去渣，浓缩后加糖及胶类收膏而制成的半流体或半固体制剂，其工艺过程包括浸泡、煎煮、浓缩、收膏等工序，工艺较为简单，这也是膏滋快速普及发展的重要原因之一。同时也促进了膏滋生产的规范化。《上海市中药行业定制膏方加工管理规范（2017）》与《上海市中药行业定制膏方加工实施细则（2017）》对膏方加工场所、设备、人员、标签管理、原辅料管理、质量检验、外包装等均有详细的规定，促进了膏方的规范化生产和管理。如药料应用 6～8 倍量清水将药料完全浸没浸泡（供煎头汁用）。常压煎汁（用传统铜锅等）浸泡时间≥8 小时；贵、细药料投料前应双人进行复核，煎煮 2～3 次；

头汁和二汁合并，用筛网粗滤（根据不同的药物使用 24～40 目筛网），静置 6 小时以上；或将滤液冷却至常温，静置 2 小时以上，使之充分沉淀。这些规定都有效保障了膏方的质量，此外对膏方发放也有详细的管理要求，如发放员应按客户取货单发货，发货时必须详细核对顾客信息，包括姓名、加工单编号、日期、地址或电话等，核对无误签名后发放。

2. 临方丸剂的技术现状

从原料和辅料的种类分，丸剂可分为蜜丸、水丸、浓缩丸等，在中药临方制剂中水丸应用最多。手工泛丸是中药特色制剂技术之一，应用历史悠久，也是目前临方原生药粉水丸普遍采用的技术。手工泛丸包括起模、过筛、泛丸、盖面、干燥等步骤，操作手法包括团、揉、摔、翻、撞等五法。其中起模是关键的技术环节，只有起模的丸型大小均匀、圆润才能够得到合格的成品，多数以药粉直接起模，也有用煮过的小米起模。手工泛丸是个技术性很强的传统技能，要求多年的勤学苦练，还要求有强健的体魄。现在掌握这项技能的药工越来越少，面临着失传的境地。该技术已被列入国家级非物质文化遗产目录，对于这项技术的传承与创新显得尤为迫切。目前，医疗机构中药制剂室需要加工的丸药数量日渐增多，丸药重量也有所增加（2～4kg 或以上），全过程手工泛丸费时费力，有待新技术、新方法的开发。

手工泛丸技术一般多用于水丸，对于服用剂量更少的浓缩水丸一般采用挤出搓丸的机械生产方法。挤出搓圆法制备丸剂属于塑制法，具有丸型和丸重易于控制、可连续化生产、生产效率高等优势。挤出搓圆法制备浓缩水丸包括提取、浓缩、制软材、挤出、搓圆、筛丸、干燥等，其中软材制备是关键的工艺。软材的硬度、黏性、弹性、回复性等物理性质是顺利挤出、搓圆的关键。软材太硬，则挤出困难；软材太黏，则丸粒容易黏镂刀。当前，有采用机械化生产的方式制备临方浓缩水丸，但由于缺乏系统的研究，需要加入大量的辅料辅助浓缩丸成型，在很大程度上加大了服用剂量，失去临方浓缩水丸的优势。

3. 临方颗粒剂的技术现状

临方颗粒剂的制备主要包括提取、浓缩、干燥、制粒等工艺过程，虽然工艺过程简单，但是与临方丸剂一样，面对处方药味不一的临方，要实现高载药量的一次成型，是一个很大的挑战。目前制粒工艺采用的主要形式是对临方浓缩液进行喷雾干燥，再干法制粒。在喷干和制粒过程中，根据需要添加适量的辅料以助成型。由于临方中药味的复杂性。辅料的比例、喷雾干燥工艺等处方、工艺条件对制粒的均匀度、成品得率等产品质量的影响，尚缺乏系统的基础研究支撑。也有研究采用微波干燥的工艺后再整粒，该工艺生产效率高，成品得率高，但微波干燥对临方中化学成分的稳定性是否有显著影响，需要进一步研究。

近年来，配方颗粒由于储存、携带、调剂方便，发展迅猛，年市场规模达到200多亿元，但由于配方颗粒是单味中药煎煮、浓缩、干燥、制粒而成，可能失去复方配伍的成分。与配方颗粒相比较，临方颗粒剂是复方共煎的过程，不仅适合辨证加减，更是复方配伍在制剂过程中的重要体现。因此，临方颗粒剂更容易受到中医医生及学术界的认可。

第二节　中药临方制剂技术的研发模式

临方膏滋仅有提取、浓缩、收膏等过程，工艺简单，已经在全国应用；手工泛丸是目前临方水丸普遍采用的加工方式，生产效率较低，机械化生产已经尝试在临方浓缩水丸中应用，但辅料比例较高是目前存在的主要问题，因此缺乏高效、高载药量、易普及的临方丸剂机械化生产技术，更缺乏自动化、智能化的生产设备；临方颗粒剂适用的日服剂量较广，临床需求迫切，但在临床上的使用频率尚低，究其原因是缺乏成熟、稳定的制备工艺，也一样缺乏专用的生产设备；临方外用制剂在临床上也有需求，但由于技术及设备开发水平的限制，相对于口服制剂，临方外用制剂的应用较少。随着临方制剂使用量的大幅增长，临方制剂技术的瓶颈、制剂规范的缺失、人才的匮乏等一系列问题逐渐显现出来。

基于质量源于设计的理念（Quality by Design，QbD，即药品质量是通过良好的设计而生产出来的）及前期的研究基础，我们提出了基于制剂原料特征物理性质的临方制剂技术研究、设备开发以及智能制造的研究模式。首先，采用先进的物理性质检测设备，建立中药制剂原料物理性质的系统表征方法，构建常用中药制剂原料（饮片、提取物、制剂中间体等）的物理性质数据库及物理指纹图谱；其次，研究中药制剂原料的物理性质与制剂工艺、制剂成型质量的相关性，建立临方制剂生产的数学预测模型，开发相关软件，构建以制剂工艺、制剂处方智能预测为核心的临方制剂机械化生产技术；最后探索关键工艺参数的适宜范围，开发在线控制的技术及设备，构建个性化、自动化、智能化的临方制剂生产技术及生产线，即输入临床处方的中药药味、剂量及期望的剂型，软件可智能预测适合该临方的制剂处方和制剂工艺，自动化生产设备可根据智能推荐的处方和工艺，实现高质量、高载药的临方制剂一次成型。

对于中成药的研发与生产，通常在实验室研究中经过数十次的处方和工艺优化，再经过中试放大、大生产验证，从而固化制剂处方和制剂工艺，生产高质量的产品，其开发过程是"一方、一剂、一研究"。而对于临方制剂，则重在基础数据库的建立及数学预测模型的构建，从而开发相应的预测软件，实现针对某个特定剂型的一次成型制备。因此该研究模式的优势在于，针对任何不同药味及剂量的组方，无须进行工艺预实验及优化研究，均可实现一次成型，满足临方制剂加工周期短、无预试验的内在需求。

一、制剂原料的物理属性表征是中药临方制剂技术研发的基础

在中药制剂技术研究中，常以有效成分或指标成分的含量、中药指纹图谱等反映制剂中间体的质量，但仅以此指导制剂技术研究难以筛选出最优的辅料和工艺，进而得到最佳的制剂品质。

以片剂为例，在制剂生产中，若忽视对粒度、粒型、抗张强度、黏性、吸湿性、吸水膨胀性、流动性等物理性质方面的要求，在生产中常会出现原料或中间体化学成分含量符合标准，但在压片时出现裂片、松片、片重差异不合格等现象。中药制剂的原料一般包括固体（药材粉末、浸膏粉或提取物）、半固体（半浸膏）、液体（中药提取液）三种形态，制剂原料的物理属性与成型工艺、产品质量紧密相关。制剂原料的物理属性决定着成型工艺的难易、工艺过程的顺畅与否，乃至影响药品的最终质量。因此，在临方制剂技术的研究中，同样应重视制剂原料的特征物理属性研究，表征制剂原料的特征物理属性是临方制剂技术研发的基础。

不同的剂型，其制剂原料的种类不一样，制剂工艺不一样，其所关注的制剂原料的物理性质也不一样。以中药水丸为例，需要密切关注并表征中药饮片的粉体学性质（含水量、粒径、粒径分布、堆密度、真密度等）、吸水性（吸湿率、吸水率、膨胀度、润湿性、转矩流变性等）、质构特性（硬度、黏性、弹性、内聚性等）等物理性质，建立不同类别中药原生药粉的物理性质数据库及物理指纹图谱。

二、原料特征物理性质与制剂工艺、成型质量的相关性研究是关键

在临方制剂中，固体或半固体制剂是应用最为广泛的剂型，课题组研究建立的固体或半固体制剂的原料物理属性与制剂成型

的相关性数据库，为开展临方制剂技术的深入研究奠定了扎实的基础。在颗粒剂研究中，关于干法制粒已有丰富的实例研究。干法制粒技术可在添加适量辅料后直接制粒，无须进行湿润、混合、干燥等操作，具有工艺路线简单、生产成本低等优点。影响干法制粒质量的主要因素是物料的物理属性和制粒工艺参数。在前期研究中曾对多种中药浸膏粉的休止角、压缩度、黏性和含水量进行表征，研究结果表明这四种物理性质参数与干法制粒颗粒得率间均存在相关性，其中休止角、黏性与颗粒得率呈负相关，压缩度和含水量与颗粒得率呈正相关。在止颤颗粒干法制粒工艺优选与抗甲方颗粒干法制粒工艺研究的实例中，通过考察制剂原料吸湿性、流动性、压缩性和含水量等物理性质，设计合理实验方案对制剂处方进行有效筛选，结果表明复方制剂原料的物理性质可用于指导制剂处方的筛选。

临方制剂的成型研究也应在充分了解制剂原料物理属性、工艺过程与制剂品质的基础上，深入研究制剂原料的特征物理属性与制剂工艺、成型质量的相关性，并且根据所建立的数学模型，准确预测适合每一个临方的制剂处方和制剂工艺，从而实现中药临方制剂的一次成型与快速制备。

三、在线控制和智能制造是中药临方制剂技术的研究方向

智能制造（intelligent manufacturing，IM）是未来制造业产业革命的核心，是制造业由数字化制造向智能化制造转变的方向，

是人类专家和智能化机器共同组成的人机一体化的智能系统，智能制造正成为世界制造业未来发展的必然需求和产业发展制高点。《中国制造 2025》《中医药发展战略规划纲要（2016—2030年)》已明确将"加快推进智能制造，注重信息化、智能化与工业化的融合"列为主攻方向，实施"中国制造 2025"，必须坚持创新驱动、智能转型、强化基础、绿色发展。当制药工业跨入大数据世界，依赖经验对制药过程进行操控和管理的传统方式将会逐渐被淘汰。谁拥有药物"智"造的核心技术，便拥有了改变医药产业格局的话语权。

一方面，将智能制造与临方制剂的制备相结合，可以降低劳动强度和人工操作比例，减少制剂过程中的污染与误差，提高生产效率、节约成本，促进中药临方制剂工艺的标准化，提升中药临方制剂的品质。另一方面，在线控制与智能化，将产生中药临方制剂生产的大数据，有利于优化制剂原料的物理性质与制剂工艺、制剂成型质量的算法模型，从而进一步提升中药临方制剂的智能化水平。推进临方制剂与智能制造的融合，创建药物"智"造的核心技术，是中药制药行业面临着的重大发展机遇与挑战。

参考文献

[1] 胡志强，鲜洁晨，楚世慈，等. 中药临方制剂技术的发

展现状及研究策略 [J]. 中国中药杂志, 2019, 44 (01): 28-33.

[2] 冯怡, 洪燕龙, 鲜洁晨, 等. 基于 QbD 理念的中药新药成型工艺研发模式的探讨 [J]. 中国中药杂志, 2014, 39 (17): 3404.

[3] 刘怡, 冯怡, 徐德生. 中药制剂技术研究应关注提取物的物理性质 [J]. 中成药, 2007 (10): 1495.

[4] 赵立杰, 冯怡, 徐德生, 等. 基于多元数据分析研究中药制剂原料吸湿性与其他物理特性的相关性 [J]. 药学学报, 2012, 47 (4): 517.

[5] Michrafy A, Diarra H, Dodds J A, et al. Analysis of strain stress state in roller compaction process [J]. Power Technol, 2011, 208 (2): 417.

[6] 李洁, 杜若飞, 冯怡, 等. 中药浸膏粉物理性质与干法制粒工艺的相关性研究 [J]. 中国中药杂志, 2011, 36 (12): 1606.

[7] 杨秀娟, 洪燕龙, 阮克锋, 等. 基于制剂原料物理特性的止颤颗粒干法制粒处方与工艺优选 [J]. 中国实验方剂学杂志, 2013, 19 (4): 27.

[8] 李更青, 吴飞, 胡佳亮, 等. 基于制剂原料物理性质的抗甲方颗粒干法制粒工艺研究 [J]. 中草药, 2018, 49 (3): 575.

[9] 杨明, 伍振峰, 王芳, 等. 中药制药实现绿色、智能制

造 的 策 略 与 建 议 ［J］．中 国 医 药 工 业 杂 志，2016，47 (9)：1205.

[10] 杨明，伍振峰，王雅琪，等．中药制药装备技术升级的政策、现状与途径分析 ［J］．中草药，2013，44 (3)：247.

第三章

基于粉体物理性质及语义分析的中药饮片分类研究

第一节　基于粉体物理性质的中药饮片分类研究

基于制剂原料特征物理性质的临方制剂技术研究、设备开发，以及智能制造的研究模式，表征制剂原料的物理性质、构建常用中药制剂原料（饮片、提取物、制剂中间体等）的物理性质数据库及物理指纹图谱是研究开发中药临方制剂技术的基础。在前期研究中，我们发现相同药用部位的中药饮片在制备原生药粉水丸时的黏合剂浓度与用量存在着共性规律，处方中相同药用部位中药饮片的物料组成比例对丸剂的成型质量有着重要影响。我们设想，在制剂过程中表现出共性规律的中药饮片，其粉体可能具有类似的物理性质。

物理指纹图谱作为系统化描述制剂原料、中间体及制剂物理性质的手段，被广泛应用于制剂工艺优选、制剂质量评价、产品质量控制等方面。而对于中药饮片的物料分类研究仍停留在主观判断阶段，缺乏统一的量化评价手段。粉体的物理性质包括基本性质（含水量、粒径、粒径分布、流动性等）、质构物理性质（黏性、弹性、回复性等），以及粉体吸水之后的物理性质（吸水率、吸水膨胀性、转矩流变性等）。在表征具有代表性的中药饮片粉体的基本性质、质构物理性质等基础上，采用主成分分析、聚类分析等分析方法，绘制代表性中药饮片粉体的物理指纹图谱，并探索基于粉体物理性质的中药饮片分类的可行性，建立常用中药饮片粉体的物理性质数据库及分类体系，具有重要的研究意义。

一、代表性中药饮片的选择

根据中药的药用部位、理化性质、性状及显微鉴别特征，并结合其在粉碎、过筛、软材及其丸剂制备中的性质，将常用中药分为粉性料、纤维料、糖性料、油性料和脆性料5类。如将断面显粉性、易粉碎、粉末流动性好及（或）富含淀粉的中药归为粉性料；将全草类、叶类、花类以及纤维性强、不易粉碎、粉筛率低的中药归为纤维料；将多糖含量高或质地黏腻，粉碎过程中易黏壁、粉末易结块的中药归为糖性料；将挥发油或油脂含量高的中药以及树脂类中药归为油性料；将矿物类中药以及部分动物药（角、甲、骨骼）归为脆性料。根据以上标准，选取了若干代表性中药饮片进行后续研究。如粉性料选取山药、茯苓、人参、白芍、莲子、制半夏、泽泻、太子参、何首乌、牡丹皮、大黄；纤维料选取黄连、益母草、黄柏、桂枝、薄荷、荆芥、淡竹叶、丹参、鱼腥草、红花、桑叶、仙鹤草、枳壳、黄芪、龙胆草；糖性料选取党参、桔梗、牛膝、生地黄、天冬、麦冬、玉竹、乌梅肉；油性料选取当归、川芎、苍术、羌活、防风、醋乳香、醋没药、吴茱萸、肉桂、菟丝子、砂仁；脆性料选取煅石决明、龙骨、石膏、软滑石、煅牡蛎、珍珠母、醋鳖甲、乌贼骨、阳起石、煅自然铜。

二、中药粉体的制备

1. 饮片预处理

称取适量代表性中药饮片，于烘箱中 60℃干燥 2 小时；干燥后将糖性料、油性料中药置于 –20℃冰箱中冷冻 2 小时。

2. 粉体制备

将预处理后的饮片置于多功能高速粉碎机中粉碎 30 秒，然后将粉碎后所得的粗粉投入超微粉碎机中再次粉碎，过 5 号筛备用。

3. 粉体含水量测定

中药粉体含水量会对其物理性质的测定产生影响。研究中使用快速红外水分测定仪对制备的中药粉体进行含水量测定，含水量及标准差（Standard Deviation，SD）结果见表 3 – 1。结果显示，大部分粉性料、纤维料、糖性料以及油性料中药的粉体含水量位于 4%~8%，脆性料中药因其本身含水量较低，除醋鳖甲（5.16%）外其余中药粉体含水量均小于 1%。此外，肉桂、菟丝子、砂仁、玉竹含水量较高（大于 8%）。其中，肉桂、菟丝子、砂仁可能是因为其含有挥发性成分导致含水量测定结果较高；玉竹可能是因为本身吸湿性较大，导致含水量较高。但从总体来看，所有中药粉体（除脆性料）含水量均在较小范围内波动，可以进行后续的粉体物理性质测定。

表 3 - 1 中药粉体含水量测定结果（n = 3）

序号	样品	$\bar{x}$（%）	SD
1	山药	7. 61	0. 11
2	茯苓	7. 86	0. 05
3	莲子	4. 55	0. 06
4	人参	5. 45	0. 08
5	白芍	6. 72	0. 12
6	牡丹皮	5. 91	0. 36
7	制半夏	7. 74	0. 10
8	泽泻	5. 79	0. 11
9	何首乌	6. 12	0. 10
10	大黄	4. 95	0. 44
11	益母草	6. 49	0. 10
12	黄柏	5. 98	0. 10
13	桂枝	5. 84	0. 04
14	薄荷	5. 95	0. 13
15	荆芥	5. 17	0. 10
16	黄芪	4. 85	0. 03
17	淡竹叶	3. 55	0. 20
18	鱼腥草	5. 98	0. 72
19	红花	3. 09	0. 17
20	桑叶	3. 94	0. 29
21	仙鹤草	6. 50	0. 43
22	黄连	5. 30	0. 04
23	枳壳	5. 39	0. 01
24	丹参	7. 87	0. 10
25	龙胆草	4. 91	0. 09
26	党参	6. 54	0. 57
27	桔梗	6. 25	0. 12
28	牛膝	7. 15	0. 07

序号	样品	$\bar{x}$（%）	SD
29	乌梅	6.59	0.12
30	生地黄	7.06	0.35
31	天冬	7.74	0.16
32	麦冬	8.35	0.40
33	太子参	7.27	0.27
34	玉竹	9.50	0.26
35	当归	6.60	0.18
36	川芎	5.99	0.12
37	苍术	5.81	0.02
38	羌活	4.40	0.15
39	防风	4.51	0.18
40	醋乳香	4.45	0.13
41	醋没药	4.61	0.15
42	吴茱萸	5.16	0.03
43	肉桂	9.06	0.25
44	菟丝子	9.31	0.17
45	砂仁	11.75	0.06
46	煅石决明	0.18	0.03
47	龙骨	0.86	0.05
48	石膏	0.44	0.09
49	软滑石	0.26	0.03
50	煅牡蛎	0.26	0.03
51	珍珠母	0.55	0.05
52	醋鳖甲	5.16	0.01
53	乌贼骨	1.00	0.03
54	阳起石	0.28	0.02
55	煅自然铜	0.44	0.10

三、粉体物理性质的表征

不同物料分类的中药粉体，其物理性质上存在明显差异，并且会进一步影响丸剂的制剂成型。结合临方丸剂的制备过程，研究过程中选择了粉体基本性质、质构特性、吸水性能、转矩流变性等对中药粉体进行系统表征。其中，粉体基本性质包括堆密度、振实密度、卡尔指数、豪斯纳比、粒径及粒径分布，用以表征粉的均一性、堆积性、可压性等；粉体质构特性包括粉体的硬度、黏性、弹性、内聚性、回复性，用以表征中药粉体物料的力学性能以及受力后微观结构变化趋势；粉体吸水性能包括粉体的吸水率、吸水膨胀度等，用以表征粉体吸纳液体能力的大小；转矩流变性包括粉体的峰值转矩力、峰值液固比等，用以表征粉体在加入润湿剂后受外界剪切力作用时发生的混合、流动及与外界作用力对抗的流变性能。

1. 粉体基本性质测定

样品的粒径（D_{50}）及粒径分布（$Span$）采用 MS2000 型激光粒度仪干法 Scrocco 模块测定，堆密度（ρ_b）和振实密度（ρ_t）采用 BT-1000 粉体综合特性测定仪测定（振实时间 6 分钟），并计算卡尔指数（Carr's Index，CI）和豪斯纳比（Hausner Ratio，HR），计算公式如式 3-1、式 3-2。测定及计算结果见表 3-2。

$$CI = \frac{\rho_t - \rho_b}{\rho_t} \times 100\% \qquad \text{式 } 3-1$$

$$HR = \frac{\rho_t}{\rho_b} \qquad \text{式 } 3-2$$

表3-2 代表性中药饮片粉体基本性质测定及计算结果 ($n=3$, $\bar{x}\pm s$)

序号	样品	ρ_b(g/mL)	ρ_t(g/mL)	CI	HR	D_{50}（μm）	Span
1	山药	0.656±0.007	0.952±0.005	0.311±0.009	1.452±0.019	18.309±0.199	1.910±0.021
2	茯苓	0.575±0.004	0.916±0.002	0.373±0.003	1.594±0.008	37.745±0.362	2.992±0.019
3	莲子	0.385±0.003	0.641±0.002	0.399±0.003	1.663±0.009	21.427±1.100	4.435±0.159
4	人参	0.468±0.013	0.805±0.002	0.418±0.016	1.720±0.047	38.938±1.681	4.375±0.183
5	白芍	0.613±0.003	0.926±0.002	0.338±0.003	1.511±0.007	65.146±1.694	2.377±0.037
6	牡丹皮	0.486±0.004	0.851±0.003	0.429±0.006	1.752±0.018	27.815±0.627	7.477±0.329
7	制半夏	0.593±0.002	0.953±0.002	0.378±0.002	1.607±0.006	18.158±0.084	8.175±0.111
8	泽泻	0.449±0.001	0.696±0.001	0.355±0.002	1.551±0.004	54.490±0.798	2.840±0.170
9	太子参	0.534±0.002	0.961±0.003	0.444±0.002	1.799±0.005	54.202±1.166	2.875±0.022
10	何首乌	0.532±0.003	0.916±0.003	0.419±0.004	1.721±0.011	17.177±0.111	6.259±0.100
11	大黄	0.459±0.008	0.848±0.004	0.458±0.009	1.846±0.032	34.973±1.124	4.903±0.277
12	益母草	0.236±0.006	0.432±0.004	0.455±0.017	1.836±0.060	70.206±3.652	3.515±0.356
13	黄柏	0.285±0.004	0.523±0.002	0.455±0.009	1.835±0.030	46.578±0.091	3.531±0.055
14	桂枝	0.263±0.002	0.388±0.173	0.461±0.004	1.854±0.014	61.318±3.219	3.193±0.394
15	薄荷	0.316±0.007	0.572±0.008	0.477±0.008	1.808±0.027	72.827±0.549	4.595±0.178
16	荆芥	0.198±0.006	0.377±0.004	0.474±0.010	1.903±0.035	70.362±2.488	3.663±0.203
17	黄芪	0.477±0.009	0.807±0.004	0.408±0.010	1.690±0.028	75.982±2.595	16.729±0.443
18	淡竹叶	0.299±0.012	0.542±0.003	0.449±0.024	1.816±0.078	77.316±6.121	3.805±0.274

续表

序号	样品	ρ_b (g/mL)	ρ_t (g/mL)	CI	HR	D_{50} (μm)	Span
19	鱼腥草	0.307 ± 0.006	0.551 ± 0.009	0.443 ± 0.002	1.795 ± 0.006	47.195 ± 1.097	4.558 ± 0.038
20	红花	0.385 ± 0.006	0.651 ± 0.005	0.409 ± 0.011	1.692 ± 0.032	43.964 ± 0.431	3.299 ± 0.008
21	桑叶	0.424 ± 0.006	0.725 ± 0.010	0.414 ± 0.014	1.708 ± 0.039	63.495 ± 9.771	16.016 ± 1.581
22	仙鹤草	0.346 ± 0.011	0.643 ± 0.011	0.461 ± 0.026	1.859 ± 0.088	68.104 ± 3.488	12.908 ± 1.889
23	乌梅肉	0.516 ± 0.005	0.744 ± 0.006	0.307 ± 0.011	1.443 ± 0.023	73.797 ± 3.308	2.575 ± 0.094
24	黄连	0.493 ± 0.007	0.816 ± 0.006	0.395 ± 0.004	1.654 ± 0.011	71.111 ± 0.876	3.319 ± 0.080
25	枳壳	0.431 ± 0.006	0.719 ± 0.008	0.401 ± 0.003	1.669 ± 0.008	60.970 ± 0.218	2.747 ± 0.012
26	丹参	0.486 ± 0.009	0.843 ± 0.004	0.424 ± 0.011	1.735 ± 0.032	48.608 ± 0.733	3.964 ± 0.104
27	龙胆草	0.414 ± 0.010	0.666 ± 0.005	0.378 ± 0.011	1.607 ± 0.029	62.236 ± 6.230	3.279 ± 0.222
28	党参	0.486 ± 0.006	0.619 ± 0.003	0.214 ± 0.009	1.272 ± 0.015	85.027 ± 1.515	2.006 ± 0.040
29	桔梗	0.426 ± 0.002	0.741 ± 0.001	0.426 ± 0.002	1.742 ± 0.006	42.724 ± 0.148	3.372 ± 0.024
30	牛膝	0.422 ± 0.003	0.639 ± 0.001	0.340 ± 0.005	1.514 ± 0.011	57.675 ± 0.702	2.559 ± 0.022
31	生地黄	0.583 ± 0.003	0.778 ± 0.003	0.250 ± 0.006	1.334 ± 0.011	75.618 ± 1.698	2.308 ± 0.111
32	天冬	0.576 ± 0.004	0.748 ± 0.005	0.229 ± 0.005	1.298 ± 0.009	76.153 ± 0.975	2.318 ± 0.031
33	麦冬	0.584 ± 0.003	0.785 ± 0.004	0.256 ± 0.007	1.345 ± 0.013	65.922 ± 0.299	2.562 ± 0.019
34	玉竹	0.565 ± 0.005	0.688 ± 0.016	0.179 ± 0.014	1.218 ± 0.020	97.842 ± 1.082	1.793 ± 0.012
35	当归	0.335 ± 0.002	0.534 ± 0.002	0.373 ± 0.005	1.596 ± 0.013	56.218 ± 0.194	2.815 ± 0.009
36	川芎	0.324 ± 0.002	0.607 ± 0.002	0.467 ± 0.004	1.876 ± 0.013	43.895 ± 0.740	2.899 ± 0.010

续表

序号	样品	ρ_b(g/mL)	ρ_t(g/mL)	CI	HR	D_{50}(μm)	Span
37	苍术	0.290±0.001	0.563±0.001	0.485±0.003	1.940±0.010	39.067±2.604	3.293±0.199
38	羌活	0.371±0.002	0.623±0.004	0.404±0.007	1.678±0.018	59.755±1.900	2.297±0.053
39	防风	0.272±0.004	0.462±0.004	0.412±0.004	1.702±0.012	76.800±3.182	2.655±0.151
40	醋乳香	0.407±0.005	0.606±0.006	0.329±0.006	1.489±0.013	38.344±0.391	4.703±0.201
41	醋没药	0.429±0.003	0.695±0.005	0.384±0.001	1.622±0.003	39.829±5.646	2.926±0.058
42	吴茱萸	0.516±0.002	0.826±0.004	0.375±0.001	1.599±0.003	63.073±0.436	2.733±0.016
43	肉桂	0.385±0.003	0.617±0.007	0.376±0.012	1.603±0.030	57.164±1.573	3.431±0.139
44	菟丝子	0.457±0.007	0.789±0.006	0.420±0.005	1.725±0.013	66.297±2.016	2.949±0.102
45	砂仁	0.413±0.007	0.729±0.008	0.433±0.008	1.763±0.025	49.073±0.207	2.749±0.023
46	煅石决明	0.587±0.009	1.188±0.005	0.506±0.009	2.024±0.037	4.984±0.435	4.282±0.535
47	龙骨	0.808±0.003	1.453±0.002	0.444±0.002	1.799±0.007	22.229±0.644	15.050±0.831
48	石膏	0.666±0.003	1.255±0.001	0.469±0.002	1.884±0.008	13.964±0.486	7.480±0.576
49	软滑石	0.515±0.007	0.906±0.004	0.431±0.007	1.759±0.023	7.398±0.556	7.494±0.502
50	煅牡蛎	0.716±0.009	1.385±0.005	0.483±0.008	1.936±0.031	13.488±0.528	7.730±0.886
51	珍珠母	1.006±0.008	1.679±0.007	0.401±0.006	1.668±0.017	54.995±1.665	3.278±0.098
52	醋鳖甲	1.015±0.006	1.436±0.009	0.293±0.001	1.415±0.002	76.146±0.413	2.380±0.010
53	乌贼骨	0.912±0.012	1.486±0.004	0.386±0.007	1.630±0.019	41.548±6.382	4.449±0.456
54	阳起石	0.917±0.003	1.587±0.006	0.422±0.000	1.731±0.000	64.527±1.767	2.477±0.033
55	煅自然铜	1.952±0.014	3.102±0.021	0.371±0.005	1.589±0.014	57.649±5.189	4.409±1.132

2. 质构参数测定

采用 TA. XT plus TPA 方法测定样品的质构参数，包括硬度（Hardness，Ha）、黏附性（Adhesiveness，Ad）、弹性（Springiness，Sp）、内聚性（Cohesiveness，Co）和回复性（Resilience，Re）。测定过程选用 A/BE d45 探头，测前速度、测试速度和测后速度均为 5mm/s，下压高度为在松散状态下样品真实体积对应的高度的 30%，触发力 10.0g。测定结果见表 3-3。

3. 吸水性能测定

吸水率测定方法：称取 1.0g 中药粉体，置于干燥烧杯中，加入 200mL 水（25℃），静置 1 小时后，用 400 目的筛网滤过（筛网重量记为 m_1）。滤过后静置 5 分钟，称得此时筛网的重量，记为 m_2。结果见表 3-4。吸水率 W 计算公式：

$$W = (m_2 - m_1) / m_1 \times 100\% \qquad 式 3-3$$

吸水膨胀率测定方法：称取 1.0g 中药粉体，置膨胀度测定管中（全长 160mm，内径 16mm，刻度部分长 125mm，分度 0.2mL），在 20~25℃ 条件下，加水 25mL，密塞，开始 1 小时内每 10 分钟剧烈振摇一次，使供试品充分被溶剂浸润，并除去气泡，然后静置 4 小时，读取药物膨胀后的体积（mL），再静置 1 小时，如上读数，至连续两次读数的差异不超过 0.1mL 为止。测定结果见表 3-4。膨胀度计算公式：

$$S = V/m \qquad 式 3-4$$

式中，S 为膨胀度；V（mL）为药物膨胀后的体积；m（g）为供试品按干燥品计算的重量。

表3-3　代表性中药粉体质构物理参数测定结果 （$n=3$，$\bar{x}\pm s$）

序号	样品	Ha (g)	Ad (g/s)	Sp	Co	Re
1	山药	155.604±30.839	-15.699±1.891	0.282±0.036	0.159±0.005	0.032±0.005
2	茯苓	1323.207±255.408	-21.218±1.636	0.333±0.016	0.174±0.047	0.116±0.005
3	莲子	335.901±79.000	-8.096±1.240	0.286±0.055	0.076±0.006	0.043±0.003
4	人参	668.944±46.006	-17.522±3.227	0.168±0.023	0.069±0.013	0.042±0.002
5	白芍	1595.533±254.711	-24.894±0.928	0.314±0.080	0.188±0.035	0.114±0.017
6	牡丹皮	395.011±58.508	-27.565±2.318	0.209±0.050	0.078±0.009	0.038±0.005
7	制半夏	162.328±13.772	-35.629±2.689	0.293±0.077	0.164±0.029	0.028±0.003
8	泽泻	1882.430±242.887	-6.317±1.502	0.185±0.036	0.101±0.005	0.09±0.003
9	太子参	1357.681±157.721	-24.759±1.770	0.191±0.025	0.118±0.007	0.070±0.002
10	何首乌	252.422±48.508	-31.619±5.691	0.164±0.010	0.071±0.011	0.03±0.003
11	大黄	334.671±30.351	-23.872±4.392	0.290±0.068	0.077±0.006	0.039±0.005
12	益母草	769.812±32.625	-2.662±0.361	0.187±0.020	0.175±0.006	0.102±0.005
13	黄柏	436.657±39.678	-1.391±0.275	0.093±0.020	0.064±0.004	0.039±0.003
14	桂枝	610.936±9.906	-4.133±0.469	0.230±0.017	0.175±0.003	0.109±0.012
15	薄荷	787.984±132.084	-8.966±1.220	0.219±0.064	0.134±0.019	0.074±0.008
16	荆芥	489.210±61.143	-3.008±0.739	0.216±0.036	0.179±0.014	0.074±0.005
17	黄芪	678.860±102.509	-8.576±1.158	0.127±0.030	0.051±0.012	0.037±0.007
18	淡竹叶	1123.422±253.138	-5.155±0.677	0.152±0.008	0.134±0.005	0.081±0.005

续表

序号	样品	Ha (g)	Ad (g/s)	Sp	Co	Re
19	鱼腥草	488.624 ± 22.854	-4.885 ± 0.172	0.174 ± 0.013	0.081 ± 0.007	0.047 ± 0.002
20	红花	606.475 ± 119.734	-7.094 ± 1.419	0.172 ± 0.044	0.071 ± 0.006	0.042 ± 0.002
21	桑叶	422.290 ± 31.514	-19.985 ± 1.797	0.212 ± 0.075	0.070 ± 0.017	0.032 ± 0.005
22	仙鹤草	655.276 ± 94.167	-4.799 ± 0.405	0.137 ± 0.024	0.079 ± 0.009	0.057 ± 0.002
23	乌梅肉	4543.843 ± 718.303	-9.181 ± 2.262	0.271 ± 0.023	0.236 ± 0.009	0.149 ± 0.011
24	黄连	373.892 ± 57.186	-24.824 ± 3.941	0.177 ± 0.027	0.077 ± 0.014	0.031 ± 0.007
25	枳壳	1915.013 ± 304.172	-17.826 ± 1.505	0.262 ± 0.060	0.141 ± 0.019	0.107 ± 0.007
26	丹参	467.853 ± 3.220	-23.589 ± 4.558	0.155 ± 0.036	0.062 ± 0.007	0.028 ± 0.002
27	龙胆草	1042.549 ± 113.688	-10.086 ± 1.005	0.254 ± 0.047	0.106 ± 0.017	0.063 ± 0.003
28	党参	12841.36 ± 3437.13	-28.039 ± 6.172	0.402 ± 0.081	0.479 ± 0.025	0.253 ± 0.018
29	桔梗	636.216 ± 133.96	-9.639 ± 1.122	0.203 ± 0.038	0.103 ± 0.009	0.062 ± 0.010
30	牛膝	9205.383 ± 2195.946	-4.924 ± 0.718	0.325 ± 0.030	0.326 ± 0.025	0.178 ± 0.026
31	生地黄	28242.090 ± 7585.859	-2.502 ± 0.708	0.301 ± 0.052	0.487 ± 0.044	0.378 ± 0.039
32	天冬	19845.294 ± 1404.112	-1.176 ± 0.157	0.258 ± 0.012	0.392 ± 0.033	0.272 ± 0.037
33	麦冬	16893.957 ± 2656.874	-2.657 ± 0.491	0.271 ± 0.022	0.381 ± 0.025	0.297 ± 0.026
34	玉竹	37012.650 ± 3355.938	-1.331 ± 0.301	0.290 ± 0.026	0.423 ± 0.017	0.207 ± 0.018
35	当归	1330.116 ± 845.071	-4.728 ± 1.995	4.150 ± 0.080	0.093 ± 0.027	0.060 ± 0.013
36	川芎	427.037 ± 49.216	-1.094 ± 0.216	0.104 ± 0.031	0.064 ± 0.006	0.045 ± 0.000

续表

序号	样品	Ha (g)	Ad (g/s)	Sp	Co	Re
37	苍术	307.339 ± 26.321	-1.203 ± 0.170	0.134 ± 0.043	0.071 ± 0.005	0.039 ± 0.005
38	羌活	498.173 ± 74.513	-3.938 ± 0.655	0.318 ± 0.070	0.062 ± 0.008	0.040 ± 0.003
39	防风	345.852 ± 60.060	0.000 ± 0.000	0.188 ± 0.031	0.093 ± 0.014	0.039 ± 0.006
40	醋乳香	1511.160 ± 254.653	-15.332 ± 3.419	0.233 ± 0.051	0.153 ± 0.007	0.056 ± 0.01
41	醋没药	10294.090 ± 430.836	-1.409 ± 0.394	0.124 ± 0.043	0.253 ± 0.007	0.157 ± 0.003
42	吴茱萸	646.799 ± 64.728	-18.774 ± 0.382	0.169 ± 0.015	0.130 ± 0.019	0.052 ± 0.008
43	肉桂	352.582 ± 73.073	-4.006 ± 0.955	0.284 ± 0.063	0.059 ± 0.005	0.031 ± 0.005
44	菟丝子	749.575 ± 82.960	-5.451 ± 0.366	0.407 ± 0.118	0.069 ± 0.006	0.045 ± 0.001
45	砂仁	1067.469 ± 88.413	-6.921 ± 1.212	0.375 ± 0.025	0.129 ± 0.011	0.073 ± 0.006
46	煅石决明	493.926 ± 49.277	-16.631 ± 2.115	0.346 ± 0.078	0.098 ± 0.013	0.063 ± 0.007
47	龙骨	506.182 ± 30.182	-56.752 ± 7.773	0.232 ± 0.036	0.111 ± 0.035	0.042 ± 0.005
48	石膏	615.457 ± 81.929	-31.543 ± 5.676	0.181 ± 0.018	0.093 ± 0.009	0.049 ± 0.007
49	软滑石	214.107 ± 7.533	-44.080 ± 6.903	0.232 ± 0.028	0.132 ± 0.034	0.028 ± 0.003
50	煅牡蛎	622.998 ± 94.621	-35.481 ± 0.608	0.237 ± 0.053	0.085 ± 0.005	0.040 ± 0.005
51	珍珠母	392.401 ± 58.049	-50.068 ± 7.166	0.163 ± 0.004	0.100 ± 0.005	0.032 ± 0.003
52	醋鳖甲	5740.895 ± 1453.21	-65.258 ± 5.013	0.421 ± 0.032	0.350 ± 0.096	0.185 ± 0.026
53	乌贼骨	312.074 ± 14.667	-54.675 ± 2.111	0.296 ± 0.024	0.175 ± 0.016	0.031 ± 0.001
54	阳起石	16209.914 ± 4091.104	-59.025 ± 16.952	0.315 ± 0.009	0.440 ± 0.066	0.259 ± 0.043
55	煅自然铜	654.197 ± 123.351	-57.132 ± 2.895	0.337 ± 0.065	0.190 ± 0.024	0.054 ± 0.013

表3-4 代表性中药粉体吸水率及吸水膨胀度测定结果 ($n=3$, $\bar{x} \pm s$)

序号	样品	S (mL/g)	W (%)
1	山药	2.53 ± 0.03	367.33 ± 49.66
2	茯苓	1.57 ± 0.15	620.00 ± 101.17
3	莲子	1.33 ± 0.06	459.67 ± 49.94
4	人参	3.03 ± 0.03	356.67 ± 32.25
5	白芍	2.00 ± 0.10	362.00 ± 29.14
6	牡丹皮	1.68 ± 0.08	179.67 ± 19.50
7	制半夏	3.53 ± 0.12	186.00 ± 14.42
8	泽泻	1.82 ± 0.03	260.00 ± 17.35
9	太子参	3.90 ± 0.17	343.67 ± 32.50
10	何首乌	1.92 ± 0.08	251.00 ± 23.26
11	大黄	4.03 ± 0.24	420.67 ± 11.15
12	益母草	7.60 ± 0.10	553.33 ± 32.87
13	黄柏	11.13 ± 0.31	1054.00 ± 31.00
14	桂枝	2.80 ± 0.00	537.67 ± 64.45
15	薄荷	5.60 ± 0.40	537.00 ± 34.07
16	荆芥	8.97 ± 0.80	753.00 ± 34.07
17	黄芪	5.17 ± 0.21	361.33 ± 10.69
18	淡竹叶	6.90 ± 0.26	510.67 ± 15.63
19	鱼腥草	6.23 ± 0.29	559.33 ± 4.93
20	红花	8.20 ± 0.40	599.33 ± 30.02
21	桑叶	14.07 ± 1.01	1717.67 ± 145.07
22	仙鹤草	6.23 ± 0.57	491.00 ± 18.08
23	乌梅肉	2.97 ± 0.06	325.33 ± 10.26
24	黄连	4.47 ± 0.12	435.67 ± 52.32
25	枳壳	19.23 ± 0.93	954.33 ± 131.86

续表

序号	样品	S（mL/g）	W（%）
26	丹参	6. 50 ± 0. 50	467. 67 ± 44. 74
27	龙胆草	6. 10 ± 0. 96	558. 67 ± 90. 05
28	党参	9. 34 ± 0. 61	673. 00 ± 49. 12
29	桔梗	4. 53 ± 0. 23	571. 00 ± 97. 98
30	牛膝	3. 27 ± 0. 15	543. 33 ± 71. 50
31	生地黄	5. 63 ± 0. 25	361. 67 ± 35. 39
32	天冬	7. 27 ± 1. 01	436. 00 ± 46. 77
33	麦冬	3. 93 ± 0. 46	313. 00 ± 14. 73
34	玉竹	11. 77 ± 0. 67	468. 33 ± 25. 58
35	当归	11. 03 ± 0. 67	437. 00 ± 29. 05
36	川芎	2. 87 ± 0. 06	609. 67 ± 62. 07
37	苍术	3. 27 ± 0. 06	543. 33 ± 71. 50
38	羌活	4. 67 ± 0. 06	428. 33 ± 16. 80
39	防风	6. 33 ± 0. 06	495. 00 ± 13. 45
40	醋乳香	2. 27 ± 0. 12	395. 00 ± 15. 62
41	醋没药	3. 27 ± 0. 23	404. 67 ± 16. 50
42	吴茱萸	25. 00 ± 0. 00	2791. 00 ± 183. 60
43	肉桂	2. 20 ± 0. 00	443. 33 ± 93. 59
44	菟丝子	5. 77 ± 0. 81	511. 33 ± 20. 55
45	砂仁	5. 20 ± 0. 00	449. 00 ± 6. 24
46	煅石决明	0. 74 ± 0. 03	467. 00 ± 32. 00
47	龙骨	0. 81 ± 0. 01	176. 00 ± 37. 80
48	石膏	0. 83 ± 0. 06	128. 00 ± 6. 08
49	软滑石	1. 24 ± 0. 23	136. 33 ± 27. 43
50	煅牡蛎	1. 31 ± 0. 16	127. 67 ± 15. 01

续表

序号	样品	S（mL/g）	W（%）
51	珍珠母	1.33 ± 0.06	181.67 ± 5.03
52	醋鳖甲	1.63 ± 0.06	275.33 ± 55.08
53	乌贼骨	1.80 ± 0.00	221.00 ± 8.72
54	阳起石	1.10 ± 0.00	206.33 ± 10.50
55	煅自然铜	0.90 ± 0.00	116.00 ± 5.00

4. 转矩流变性测定

将转矩流变仪（Miter Torqure Rehometer，MTR）的 Moto Speed 设定为 50r/min，首先空转 50 秒校准平均转矩力，然后在相同参数下，将 45cm^3 中药粉体（称量并记录中药粉体重量 m）投入到转矩流变仪混合槽中匀速混合 30 秒后，记录平均转矩力。此后，在 MTR 螺旋桨旋转过程中，每 50 秒加入 1mL 蒸馏水，混合 30 秒后，记录 20 秒得到平均转矩力，共采集 20～40 个加水量所对应的转矩力，观察曲线变化情况。中药粉体典型流变曲线见图 3-1（实测样品为牡丹皮），T_{max} 为最大转矩力；W_{max} 为最大转矩力对应的液固比；T_N 为 1kg 粉体对应的最大转矩力，计算方法为 $T_N = T_{max}/(m \times 1000)$；$ROC$ 为曲线下面积；t 为整个测定过程所需的时间；t_a 为测定过程中到达最大转矩力时所需的时间；t_b 为测定过程中从峰值转矩力到转矩力归于平稳时所需的时间。测定结果见表 3-5。

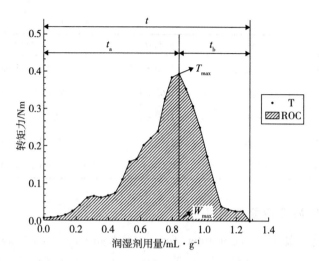

图 3 - 1　牡丹皮粉体典型转矩流变曲线

表 3 - 5　代表性中药粉体转矩流变性测定结果（$n = 3$）

序号	样品	W_{max}	T_{max}	T_N	ROC	t	t_a	t_b
1	山药	0.667	0.586	23.44	0.232	1250	900	350
2	茯苓	1.800	0.345	13.80	0.313	1200	950	250
3	莲子 *	0.240	5.000	200.00	0.328	400	400	0
4	人参	0.307	0.961	44.29	0.219	750	450	300
5	白芍	1.089	0.239	15.93	0.202	1350	950	400
6	牡丹皮	0.811	0.413	18.22	0.174	1350	1050	300
7	制半夏	0.710	1.019	36.75	0.198	1450	1100	350
8	泽泻	0.619	0.753	35.86	0.338	1250	750	500
9	太子参	0.507	0.848	33.92	0.357	1000	750	250
10	何首乌	0.871	0.577	23.55	0.198	1450	1200	250
11	大黄	0.517	1.896	86.58	0.881	1350	650	700
12	益母草	2.718	0.220	14.67	0.559	3100	2000	1100
13	黄柏	0.533	1.178	58.90	0.335	1150	650	500

续表

序号	样品	W_{max}	T_{max}	T_N	ROC	t	t_a	t_b
14	桂枝	2.355	0.279	18.60	0.331	2150	1900	250
15	薄荷	2.133	0.292	20.56	0.383	2200	1700	500
16	荆芥	2.093	0.196	22.63	0.497	2000	1100	900
17	黄芪	0.244	0.896	41.10	0.204	800	450	350
18	淡竹叶	2.458	0.322	23.50	0.511	2150	1800	350
19	鱼腥草	1.762	0.400	28.57	0.542	2150	1350	800
20	红花	0.718	0.705	38.95	0.740	1700	750	950
21	桑叶	0.877	1.302	72.33	0.854	1850	900	950
22	仙鹤草	2.154	0.342	26.31	0.460	2200	1600	600
23	乌梅肉	0.822	0.411	19.12	0.298	1350	950	400
24	黄连	1.222	0.263	14.61	0.206	1700	1300	400
25	枳壳	1.867	0.923	61.53	1.075	2000	1600	400
26	丹参	0.177	0.790	34.96	0.149	1000	400	600
27	龙胆草	1.502	0.293	16.10	0.462	2300	1700	600
28	党参	0.120	1.958	78.32	0.131	400	250	150
29	桔梗 *	0.300	5.000	200.00	0.300	400	400	0
30	牛膝 *	0.150	5.000	200.00	0.258	250	250	0
31	生地黄 *	0.036	5.000	181.82	0.191	200	200	0
32	天冬	0.117	1.811	70.74	0.100	350	250	100
33	麦冬 *	0.038	5.000	190.11	0.191	200	200	0
34	玉竹	0.112	1.461	61.39	0.104	500	250	250
35	当归	0.200	1.383	69.15	0.116	600	350	250
36	川芎	0.400	1.032	51.60	0.205	700	500	200
37	苍术	0.600	0.900	45.00	0.660	1500	650	850
38	羌活	1.059	0.344	20.24	0.324	1500	1050	450
39	防风	1.623	0.128	11.13	0.212	1550	950	600

序号	样品	W_{max}	T_{max}	T_N	ROC	t	t_a	t_b
40	醋乳香	0.295	0.603	31.41	0.110	650	350	300
41	醋没药	0.600	0.300	15.00	0.121	950	750	200
42	吴茱萸	0.294	2.174	91.34	0.350	700	400	300
43	肉桂	1.235	0.249	14.65	0.147	1400	1150	250
44	菟丝子	1.378	0.631	42.07	0.528	1400	1150	250
45	砂仁	0.995	0.339	16.87	0.184	1450	1100	350
46	煅石决明	0.240	0.079	3.16	0.016	550	400	150
47	龙骨	0.240	0.062	2.48	0.010	500	400	100
48	石膏	0.200	0.052	2.08	0.007	450	350	100
49	软滑石	0.335	0.063	2.75	0.020	600	450	150
50	煅牡蛎	0.101	0.141	4.27	0.025	500	300	200
51	珍珠母	0.158	0.181	3.90	0.027	400	300	100
52	醋鳖甲	0.400	0.165	5.50	0.043	500	400	100
53	乌贼骨	0.304	0.342	8.66	0.058	1000	650	350
54	阳起石	0.221	0.180	4.12	0.033	700	500	200
55	煅自然铜	0.083	0.226	2.46	0.015	550	450	100

注：＊因测定过程中转矩超出仪器量程导致实验中止，其 T_{max} 记为仪器最大量程 5Nm，t_b 记为 0。

5. 中药粉体物理指纹图谱数据集的构建

由于各物理性质的量纲和范围相差较大，故将实测值通过公式转化至同一数量级（0 ~ 10）。各物理性质的测试数值范围、转换公式见表 3 - 6。将各类物料代表性中药测得的物理性质按表 3 - 6 所列公式进行转化，建立 55 味代表性中药粉体物理指纹图谱数据集，结果见表 3 - 7。

表 3 - 6 指标数值范围及转换公式

物理性质	指标	单位	数值范围	转化公式
质构参数	Ha	g	155.60 ~ 37012.65	$x/5000$
	Ad	g/s	$-65.26 \sim 0.00$	$-x/10$
	Sp	—	0.09 ~ 4.15	$2x$
	Co	—	0.05 ~ 0.49	$20x$
	Re	—	0.03 ~ 0.38	$25x$
粉体基本性质	ρ_b	g/cm³	0.20 ~ 1.95	$5x$
	ρ_t	g/cm³	0.38 ~ 3.10	$3x$
	CI	—	0.18 ~ 0.51	$15x$
	HR	—	1.22 ~ 2.02	$4x$
	D_{50}	μm	4.98 ~ 97.84	$x/10$
	$Span$	—	1.79 ~ 16.73	$x/2$
吸水性能	S	mL/g	0.74 ~ 25.00	$2x/5$
	W	%	116.00 ~ 2791.00	$x/300$
转矩流变性	W_{max}	mL/g	0.04 ~ 2.72	$3x$
	T_{max}	Nm	0.05 ~ 5.00	$2x$
	T_N	Nm/kg	2.08 ~ 200.00	$x/20$
	ROC	—	0.01 ~ 1.08	$9x$
	t	s	200 ~ 3100	$x/310$
	t_a	s	200 ~ 2000	$x/200$
	t_b	s	0 ~ 1100	$x/110$

表 3-7 55 味代表性中药粉体物理指纹图谱数据集

序号	样品	Ha	Ad	Sp	Co	Re	ρ_b	ρ_t	CI	HR	D_{50}	Span	S	W	W_{max}	T_{max}	T_N	ROC	t	t_a	t_b
1	山药	0.031	1.570	0.564	3.180	0.800	3.280	2.856	4.665	5.808	1.831	0.955	1.012	1.224	2.001	1.172	1.172	2.088	4.032	4.500	3.182
2	茯苓	0.265	2.122	0.666	3.480	2.900	2.875	2.748	5.595	6.376	3.775	1.496	0.628	2.067	5.400	0.690	0.690	2.817	3.871	4.750	2.273
3	莲子	0.067	0.810	0.572	1.520	1.075	1.925	1.923	5.985	6.652	2.143	2.218	0.532	1.532	0.720	10.000	10.000	2.952	1.290	2.000	0.000
4	人参	0.134	1.752	0.336	1.380	1.050	2.340	2.415	6.270	6.880	3.894	2.188	1.212	1.189	0.921	1.922	2.214	1.971	2.419	2.250	2.727
5	白芍	0.319	2.489	0.628	3.760	2.850	3.065	2.778	5.070	6.044	6.515	1.189	0.800	1.207	3.267	0.478	0.797	1.818	4.355	4.750	3.636
6	牡丹皮	0.079	2.757	0.418	1.560	0.950	2.430	2.553	6.435	7.008	2.782	3.739	0.672	0.599	2.433	0.826	0.911	1.566	4.355	5.250	2.727
7	醋半夏	0.032	3.563	0.586	3.280	0.700	2.965	2.859	5.670	6.428	1.816	4.088	1.412	0.620	2.130	2.038	1.837	1.782	4.677	5.500	3.182
8	泽泻	0.376	0.632	0.370	2.020	2.250	2.245	2.088	5.325	6.204	5.449	1.420	0.728	0.867	1.857	1.506	1.793	3.042	4.032	3.750	4.545
9	太子参	0.272	2.476	0.382	2.360	1.750	2.670	2.883	6.660	7.196	5.420	1.438	1.560	1.146	1.521	1.696	1.696	3.213	3.226	3.750	2.273
10	何首乌	0.050	3.162	0.328	1.420	0.750	2.660	2.748	6.285	6.884	1.718	3.130	0.768	0.837	2.613	1.154	1.178	1.782	4.677	6.000	2.273
11	大黄	0.067	2.387	0.580	1.540	0.975	2.295	2.544	6.870	7.384	3.497	2.452	1.612	1.402	1.551	3.792	4.329	7.929	4.355	3.250	6.364
12	益母草	0.154	0.266	0.374	3.500	2.550	1.180	1.296	6.825	7.344	7.021	1.758	3.040	1.844	8.154	0.440	0.733	5.031	10.000	10.000	10.000
13	黄柏	0.087	0.139	0.186	1.280	0.975	1.425	1.569	6.825	7.340	4.658	1.766	4.452	3.513	1.599	2.356	2.945	3.015	3.710	3.250	4.545
14	桂枝	0.122	0.413	0.460	3.500	2.725	1.315	1.164	6.915	7.416	6.132	1.597	1.120	1.792	7.065	0.558	0.930	2.979	6.935	9.500	2.273
15	薄荷	0.158	0.897	0.438	2.680	1.850	1.580	1.716	7.155	7.232	7.283	2.298	2.240	1.790	6.399	0.584	1.028	3.447	7.097	8.500	4.545
16	荆芥	0.098	0.301	0.432	3.580	1.850	0.990	1.131	7.110	7.612	7.036	1.832	3.588	2.510	6.279	0.392	1.132	4.473	6.452	5.500	8.182
17	黄芪	0.136	0.858	0.254	1.020	0.925	2.385	2.421	6.120	6.760	7.598	8.365	2.068	1.204	0.732	1.792	2.055	1.836	2.581	2.250	3.182
18	淡竹叶	0.225	0.516	0.304	2.680	2.025	1.495	1.626	6.735	7.264	7.732	1.903	2.760	1.702	7.374	0.644	1.175	4.599	6.935	9.000	3.182

续表

序号	样品	Ha	Ad	Sp	Co	Re	ρ_b	ρ_t	CI	HR	D_{50}	$Span$	S	W	W_{max}	T_{max}	T_N	ROC	t	t_a	t_b
19	鱼腥草	0.098	0.489	0.348	1.620	1.175	1.535	1.653	6.645	7.180	4.720	2.279	2.492	1.864	5.286	0.800	1.429	4.878	6.935	6.750	7.273
20	红花	0.121	0.709	0.344	1.420	1.050	1.925	1.953	6.135	6.768	4.396	1.650	3.280	1.998	2.154	1.410	1.948	6.660	5.484	3.750	8.636
21	桑叶	0.084	1.999	0.424	1.400	0.800	2.120	2.175	6.210	6.832	6.350	8.008	5.628	5.726	2.631	2.604	3.617	7.686	5.968	4.500	8.636
22	仙鹤草	0.131	0.480	0.274	1.580	1.425	1.730	1.929	6.915	7.436	6.810	6.454	2.492	1.637	6.462	0.684	1.315	4.140	7.097	8.000	5.455
23	乌梅肉	0.909	0.918	0.542	4.720	3.725	2.580	2.232	4.605	5.772	7.380	1.288	1.188	1.084	2.466	0.822	0.956	2.682	4.355	4.750	3.636
24	黄连	0.075	2.482	0.354	1.540	0.775	2.465	2.448	5.925	6.616	7.111	1.660	1.788	1.452	3.666	0.526	0.731	1.854	5.484	6.500	3.636
25	枳壳	0.383	1.783	0.524	2.820	2.675	2.155	2.157	6.015	6.676	6.097	1.374	7.692	3.181	5.601	1.846	3.077	9.675	6.452	8.000	3.636
26	丹参	0.094	2.359	0.310	1.240	0.700	2.430	2.529	6.360	6.940	4.861	1.982	2.600	1.559	0.531	1.580	1.748	1.341	3.226	2.000	5.455
27	龙胆草	0.209	1.009	0.508	2.120	1.575	2.070	1.998	5.670	6.428	6.224	1.640	2.440	1.862	4.506	0.586	0.805	4.158	7.419	8.500	5.455
28	党参	2.568	2.804	0.804	9.580	6.325	2.430	1.857	3.210	5.088	8.503	1.003	3.736	2.243	0.360	3.916	3.916	1.179	1.290	1.250	1.364
29	桔梗	0.127	0.964	0.406	2.060	1.550	2.130	2.223	6.390	6.968	4.272	1.686	1.812	1.903	0.900	10.000	10.000	2.700	1.290	2.000	0.000
30	牛膝	1.841	0.492	0.650	6.520	4.450	2.110	1.917	5.100	6.056	5.768	1.280	1.308	1.811	0.450	10.000	10.000	2.322	0.806	1.250	0.000
31	生地黄	5.648	0.250	0.602	9.740	9.450	2.915	2.334	3.750	5.336	7.562	1.154	2.252	1.206	0.108	10.000	9.091	1.719	0.645	1.000	0.000
32	天冬	3.969	0.118	0.516	7.840	6.800	2.880	2.244	3.435	5.192	7.615	1.159	2.908	1.453	0.351	3.622	3.537	0.900	1.129	1.250	0.909
33	麦冬	3.379	0.266	0.542	7.620	7.425	2.920	2.355	3.840	5.380	6.592	1.281	1.572	1.043	0.114	10.000	9.506	1.719	0.645	1.000	0.000
34	玉竹	7.403	0.133	0.580	8.460	5.175	2.825	2.064	2.685	4.872	9.784	0.897	4.708	1.561	0.336	2.922	3.069	0.936	1.613	1.250	2.273
35	当归	0.266	0.473	0.300	1.860	1.500	1.675	1.602	5.595	6.384	5.622	1.408	4.412	1.457	0.600	2.766	3.458	1.044	1.935	1.750	2.273
36	川芎	0.085	0.109	0.208	1.280	1.125	1.620	1.821	7.005	7.504	4.390	1.450	1.148	2.032	1.200	2.064	2.580	1.845	2.258	2.500	1.818

续表

序号	样品	Ha	Ad	Sp	Co	Re	ρ_b	ρ_t	CI	HR	D_{50}	Span	S	W	W_{max}	T_{max}	T_N	ROC	t	t_a	t_b
37	苍术	0.061	0.120	0.268	1.420	0.975	1.450	1.689	7.275	7.760	3.907	1.647	1.308	1.811	1.800	1.800	2.250	5.940	4.839	3.250	7.727
38	羌活	0.100	0.394	0.636	1.240	1.000	1.855	1.869	6.060	6.712	5.976	1.149	1.868	1.428	3.177	0.688	1.012	2.916	4.839	5.250	4.091
39	防风	0.069	0.000	0.376	1.860	0.975	1.360	1.386	6.180	6.808	7.680	1.328	2.532	1.650	4.869	0.256	0.557	1.908	5.000	4.750	5.455
40	醋乳香	0.302	1.533	0.466	3.060	1.400	2.035	1.818	4.935	5.956	3.834	2.352	0.908	1.317	0.885	1.206	1.570	0.990	2.097	1.750	2.727
41	醋没药	0.059	0.141	0.248	5.060	3.925	2.145	2.085	5.760	6.488	3.983	1.463	1.308	1.349	1.800	0.600	0.750	1.089	3.065	3.750	1.818
42	吴茱萸	0.129	1.877	0.338	2.600	1.300	2.580	2.478	5.625	6.396	6.307	1.367	10.000	9.303	0.882	4.348	4.567	3.150	2.258	2.000	2.727
43	肉桂	0.071	0.401	0.568	1.180	0.775	1.925	1.851	5.640	6.412	5.716	1.716	0.880	1.478	3.705	0.498	0.732	1.323	4.516	5.750	2.273
44	菟丝子	0.150	0.545	0.814	1.380	1.125	2.285	2.367	6.300	6.900	6.630	1.475	2.308	1.704	4.134	1.262	2.103	4.752	4.516	5.750	2.273
45	砂仁	0.213	0.692	0.750	2.580	1.825	2.065	2.187	6.495	7.052	4.907	1.375	2.080	1.497	2.985	0.678	0.843	1.656	4.677	5.500	3.182
46	煅石决明	0.099	1.663	0.692	1.960	1.575	2.935	3.564	7.590	8.096	0.498	2.141	0.296	1.557	0.720	0.158	0.158	0.144	1.774	2.000	1.364
47	龙骨	0.101	5.675	0.464	2.220	1.050	4.040	4.359	6.660	7.196	2.223	7.525	0.324	0.587	0.720	0.124	0.124	0.090	1.613	2.000	0.909
48	石膏	0.123	3.154	0.362	1.860	1.225	3.330	3.765	7.035	7.536	1.396	3.740	0.332	0.427	0.600	0.104	0.104	0.063	1.452	1.750	0.909
49	软滑石	0.043	4.408	0.464	2.640	0.700	2.575	2.718	6.465	7.036	0.740	3.747	0.496	0.454	1.005	0.126	0.138	0.180	1.935	2.250	1.364
50	煅牡蛎	0.125	3.548	0.474	1.700	1.000	3.580	4.155	7.245	7.744	1.349	3.865	0.524	0.426	0.303	0.282	0.214	0.225	1.613	1.500	1.818
51	珍珠母	0.078	5.007	0.326	2.000	0.800	5.030	5.037	6.015	6.672	5.500	1.639	0.532	0.606	0.474	0.362	0.195	0.243	1.290	1.500	0.909
52	醋鳖甲	1.148	6.526	0.842	7.000	4.625	5.075	4.308	4.395	5.660	7.615	1.190	0.652	0.918	1.200	0.330	0.275	0.387	1.613	2.000	0.909
53	乌贼骨	0.062	5.468	0.592	3.500	0.775	4.560	4.458	5.790	6.520	4.155	2.225	0.720	0.737	0.912	0.684	0.433	0.522	3.226	3.250	3.182
54	阳起石	3.242	5.903	0.630	8.800	6.475	4.585	4.761	6.330	6.924	6.453	1.239	0.440	0.688	0.663	0.360	0.206	0.297	2.258	2.500	1.818
55	煅自然铜	0.131	5.713	0.674	3.800	1.350	9.760	9.306	5.565	6.356	5.765	2.205	0.360	0.387	0.249	0.452	0.123	0.135	1.774	2.250	0.909

四、中药饮片的物料分类研究

1. 聚类分析及主成分分析

对上述样品的物理参数（20 个指标的转化值）进行主成分分析（采用 SIMAC – P14.1 软件），并提取主成分（Principal Component，PC）。分析过程中共提取了 5 个 PC（表 3 – 8，图 3 – 2），PC1 解释变量能力为 32.9%，PC2 解释变量能力为 22.8%，PC3 解释变量能力为 11.5%，PC4 解释变量能力为 7.82%，PC5 解释变量能力为 5.77%，前 5 个 PC 解释变量能力累计 80.8%，且前 5 个 PC 特征根均大于 1。因此，提取前 5 个 PC 具有较好的解释变量的能力。主成分得分图见图 3 – 3，5 个 PC 的载荷图见图 3 – 4 ～ 图 3 – 8。

图 3 – 3 表明，基于所有物理参数进行主成分分析，同类别中药间的集中度较低，不同类别样品间的分离度不高，并且存在离群值，提示并非所有的物理参数都对中药分类起积极作用，需进一步对中药分类的特征物理性质进行筛选。

图 3 – 4 ～ 图 3 – 8 结果显示，不同的粉体物理性质在各 PC 的载荷高低存在差异。PC1 中各类物理性质整体载荷高低排序为粉体转矩流变性 > 粉体质构参数 > 粉体基本性质 > 粉体吸水性能；PC2 中排序为粉体吸水性能 > 粉体基本性质 > 粉体质构参数 > 粉体转矩流变性；PC3 中排序为粉体转矩流变性 > 粉体基本性质 > 粉体质构参数 > 粉体吸水性能；PC4 中排序为粉体吸水性能 > 粉体基本性质 > 粉体转矩流变性 > 粉体质构参数；PC5 中排

序为粉体质构参数 > 粉体转矩流变性 > 粉体基本性质 > 粉体吸水性能。综上，结合各 PC 的解释变量能力，不同的物理性质对物料分类各 PC 的贡献率存在差异，但总体来看，粉体转矩流变性及粉体基本性质的贡献率相对较大。

表 3 - 8　主成分分析结果

PC	R2X	R2X（cum）	Eigenvalues
1	0. 329	0. 329	6. 58
2	0. 228	0. 557	4. 57
3	0. 115	0. 672	2. 29
4	0. 0782	0. 750	1. 56
5	0. 0577	0. 808	1. 15

注：PC，主成分；R2X，解释主成分的变量；R2X（cum），累计解释主成分的变量；Eigenvalues，特征根。

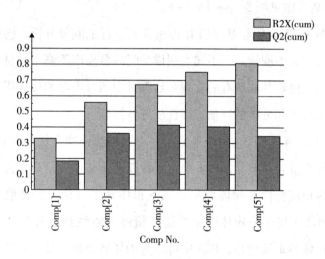

图 3 - 2　主成分分析结果

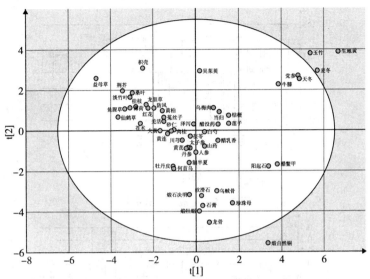

R2X[1]=0.329　R2X[2]=0.228　Ellipse: Hotelling's T2 (95%)

图 3-3　主成分分析得分图

（粉体转矩流变性、粉体基本性质、粉体质构参数、粉体吸水性能）

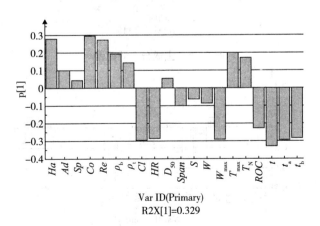

Var ID(Primary)
R2X[1]=0.329

图 3-4　主成分1载荷图

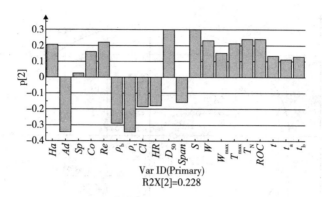

图 3 - 5　主成分 2 载荷图

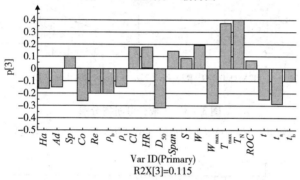

图 3 - 6　主成分 3 载荷图

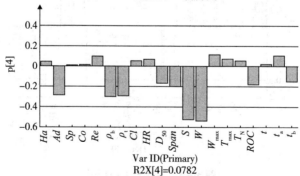

图 3 - 7　主成分 4 载荷图

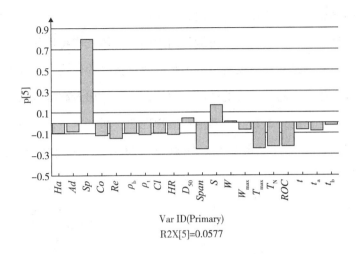

图 3 - 8　主成分 5 载荷图

以粉体转矩流变性为基础分析指标，以贡献率大小为依据，依次添加不同物理性质，进行主成分分析，对粉体特征物理性质进一步优选，结果见图 3 - 9 ~ 图 3 - 12。通过对图 3 - 3、图 3 - 9 ~ 图 3 - 12 进行比较分析，可以发现以粉体转矩流变性、粉体基本性质、粉体吸水性能作为粉体的特征物理性质进行主成分分析时，同类别中药间集中度、不同类别中药间分离度均较优，并且离群值较少，说明以上述三类粉体物理性质作为中药粉体特征物理性质时分类效果最好。

粉体的物理性质可以大致分为两类：基本性质与功能性质。基本性质包括含水量、粒径、粒径分布、密度、比表面积等，功能性质主要包括可压性、流动性等，且粉体的功能性质主要由其基本性质决定。在多元分析过程中，移除中药粉体质构参数后，整体分类准确率明显提升，因此，粉体质构参数不作为分类的特征物理性质。究其原因，可能是因为中药粉体质构特性作为粉体功能性质，是对粉体受压过程中状态变化情况的体现，表征的是中药粉体在干粉状态下的性质，而制丸过程是加入润湿剂或黏合剂的过程；此外，相对于其他粉体物理性质而言，质构性质可能受到多个基本性质的影响，导致引入质构参数后分类准确率下降。

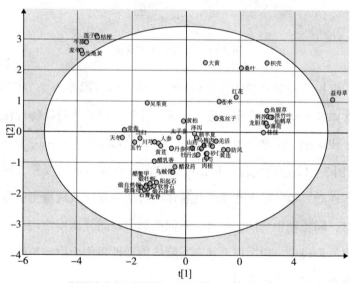

R2X[1]=0.604 R2X[2]=0.26   Ellipse: Hotelling's T2 (95%)

图 3 - 9　主成分粉体转矩流变性得分图

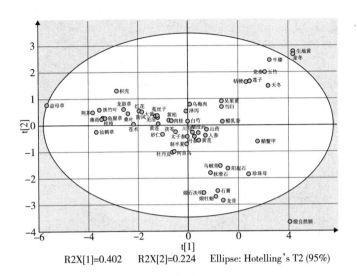

R2X[1]=0.402　　R2X[2]=0.224　　Ellipse: Hotelling's T2 (95%)

图 3 – 10　主成分粉体转矩流变性、粉体基本性质得分图

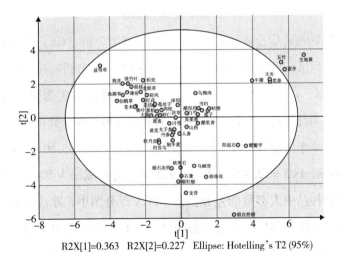

R2X[1]=0.363　　R2X[2]=0.227　　Ellipse: Hotelling's T2 (95%)

图 3 – 11　主成分粉体转矩流变性、粉体基本性质、
粉体质构参数得分图

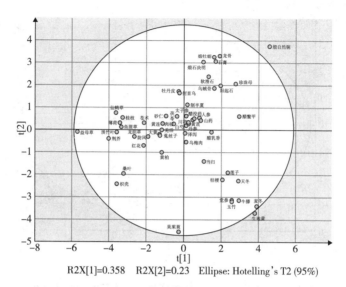

R2X[1]=0.358 R2X[2]=0.23 Ellipse: Hotelling's T2 (95%)

图3-12 主成分粉体转矩流变性、粉体基本性质、

粉体吸水性能得分图

以筛选后的粉体特征物理性质进行聚类分析（CA）和主成分分析（PCA），结果见图3-13~图3-14。CA分析将所有样品分为α、β、γ、δ四组，其中α组主要为糖性料，β组为脆性料，γ组主要为纤维料，δ组主要为粉性料和油性料。PCA分析中，软件拟合出4个主成分，各主成分贡献率如下：PC1=35.80%，PC2=23.00%，PC3=12.40%，PC4=9.27%，总贡献率为80.50%，能够解释样品中大多数的差异信息。PCA得分图中，除油性料与粉性料重合度较高外，其余三类物料则均有比较好的分类效果，与CA分析结果相符。以上结果说明从粉体物理性质角度，筛选与制丸相关的粉体特征物理性质，并对中药物料进行分类是可行的。

CA和PCA分析结果均显示油性料与粉性料重合度较高，这

可能是因为选择的代表性油性料中药多数为根及根茎类以及种子类中药，在富含油脂的同时含有一定量的淀粉，从而在粉体物理性质上兼具了粉性料的特征。此外，在部分中药的物料分类归属上，CA 分析的结果与定性分类结果并不一致。如黄连、黄柏、黄芪属于纤维性比较强的药味，在定性分类中归为纤维类，而在CA 分析中，三者与富含淀粉的山药、半夏等粉性料同为 δ 组，分析原因可能是这 3 味中药均含有一定量的淀粉，其粉体不仅具有纤维料的物理性质，还可能兼具部分粉性料的物理性质。此外，防风作为油性料中药因其纤维性较强，在 CA 分析中被归入γ 组；莲子虽然富含淀粉，但因其同时含有一定量的多糖，在粉体转矩流变性、吸水性能等性质上与糖性料极为接近，被归入 α组。同时，在 PCA 得分图中，不同类别的部分中药分布在两类

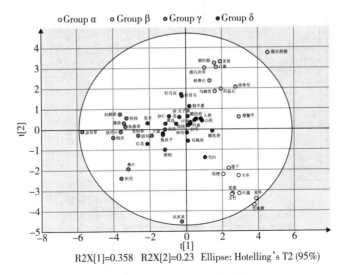

图 3 - 13　主成分分析得分图

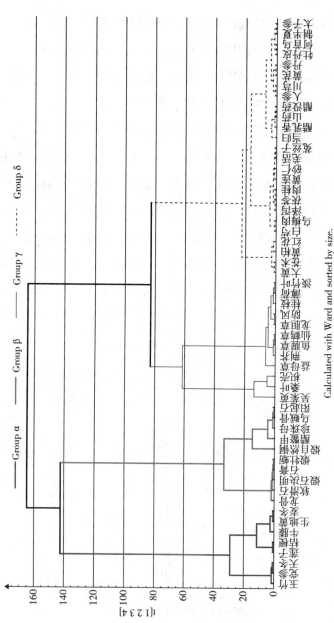

Calculated with Ward and sorted by size.

图3-14 聚类分析结果

物料的交界处，例如苍术、羌活等纤维性较强的油性料，分布在 γ、δ 两组的交界处，分类界线并不清晰。以上结果提示：采用单一的定性分类方法，个别中药可能存在分类的错误，并且个别兼具多种物料特征的中药可能存在分类偏差。

2. 五类物料典型物理指纹图谱绘制

为了对兼具多种物料物理性质的中药进行更为准确的分类，从五类物料中选取了具有显著特征的代表性中药，以其各物理属性转化值的平均值作为五类物料的典型值，进而建立起基于典型值的物料分类方法。

根据 PCA、CA 分析结果，在典型值的计算中移除苍术、防风、红花、黄柏、大黄、菟丝子、羌活、黄连、吴茱萸等分类界线模糊的中药以及在 PCA 分析中明显离群的煅自然铜，剩余中药作为典型中药纳入各类物料典型值计算中，计算结果见表 3 – 9。根据典型中药的实验值计算得到的平均值作为每类物料的典型物理性质，并采用 Origin 2018 软件绘制相应典型物理指纹图谱雷达图，结果见图 3 – 15。结果表明，粉性料与油性料的物理指纹图谱相似度较高，而其余三类物料物理指纹图谱差异较大，这与 CA 及 PCA 分析中将所有中药分为 4 组的结果一致。

此外，结合表中数据与物理指纹图谱来看，各类物料均有各自的特点：①粉性料性质与其他四类物料相比，各特征物理参数趋于平均水平；②纤维料粉体密度较小，流动性较差，粒径较大且粒径分布较宽，吸水性好且吸水后易膨胀，在转矩流变性测定过程中其峰值转矩力小，峰值转矩力所对应的液固比明显较大；③糖性料流动性相对较好，粉体粒径较大，但粒径分布宽度较窄，吸水后也易于膨胀，但程度低于纤维料，转矩流变性测定中其峰值转矩力远大于其他4类物料，峰值转矩力所对应的液固比较小；④油性料整体性质与粉性料较为接近，区别在于油性料密度小于粉性料且流动性更差，吸水后膨胀度大于粉性料，且其转矩流变性测定过程中全程持续时间小于粉性料；⑤脆性料粉体密度远大于其他四类物料，流动性较差，粉体粒径相对于其他物料较小，吸水性能极差，转矩流变性测定过程中峰值转矩小、液固比小且全过程持续时间短。

表 3-9　五类物料典型值计算结果

样品	粉性料	纤维料	糖性料	油性料	脆性料
ρ_b	2.707	1.617	2.517	2.041	3.968
ρ_t	2.603	1.685	2.115	2.056	4.125
CI	5.627	6.620	4.299	6.028	6.392
HR	6.435	7.142	5.693	6.718	7.043
D_{50}	4.539	6.540	6.530	4.512	3.325
$Span$	2.555	2.914	1.335	1.935	3.034
S	1.138	3.349	2.354	1.751	0.480
W	1.144	2.391	1.594	1.411	0.711
W_{max}	2.291	5.976	0.417	1.767	0.733
T_{max}	1.327	0.914	7.558	1.277	0.281
T_N	1.439	1.524	7.390	1.574	0.205
ROC	2.303	5.107	1.803	1.357	0.239
t	3.823	7.129	1.089	3.266	1.864
t_a	4.225	7.825	1.375	3.531	2.083
t_b	3.091	5.864	0.568	2.784	1.465

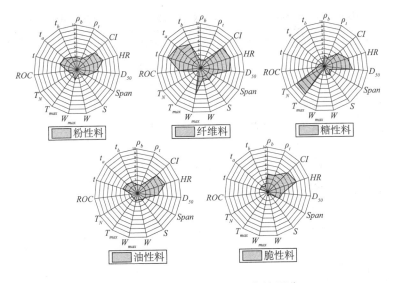

图 3-15 五类物料典型物理指纹图谱

3. 多元定量分类方法构建

欧氏距离在 PCA 分析过程中经常被用于评价样品间的相似度，距离越远，相似度越低。因此，将典型值与所有样品纳入 PCA 分析得到得分图后，进一步计算样品与各典型值两点间的欧氏距离，计算公式如式 3-5，分别代入相应的得分，即可计算不同样品与各类物料典型值间的距离，相应计算结果见表 3-10。

$$l_{ab} = \sqrt{(x_a - x_b)^2 + (y_a - y_b)^2} \qquad \text{式 3-5}$$

式中，a、b 为 PCA 得分图任意两点，x 为主成分 1 得分，y 为主成分 2 得分，l 为 PCA 得分图中两点间的欧式距离。

表 3-10 主成分分析得分图中各样品与各典型值间的欧氏距离

序号	样品	粉性料	纤维料	糖性料	油性料	脆性料
1	山药	0.70	4.67	3.89	0.70	2.26
2	茯苓	0.58	3.47	4.80	0.66	2.92
3	人参	0.61	4.61	4.05	0.66	2.18
4	白芍	0.34	3.86	4.15	0.15	2.89
5	牡丹皮	1.36	4.03	5.66	1.56	2.27
6	制半夏	0.68	4.18	4.91	0.89	2.13
7	泽泻	0.68	3.76	3.96	0.49	3.20
8	太子参	0.20	3.92	4.55	0.39	2.55
9	何首乌	1.27	4.03	5.58	1.47	2.25
10	大黄	1.67	2.38	5.05	1.61	4.14
11	黄连	1.37	2.63	5.14	1.36	3.74
12	黄芪	0.22	4.22	4.23	0.31	2.43
13	乌梅肉	1.12	3.82	3.62	0.91	3.55
14	益母草	6.02	2.09	9.12	6.01	8.09
15	黄柏	2.08	2.55	4.56	1.94	4.65
16	桂枝	3.52	0.98	7.10	3.53	5.54
17	薄荷	3.68	0.70	7.13	3.68	5.77
18	荆芥	4.40	0.39	7.43	4.36	6.62
19	淡竹叶	3.89	0.22	7.09	3.87	6.10
20	鱼腥草	3.62	0.59	6.99	3.61	5.77
21	红花	2.68	1.54	5.56	2.60	5.15
22	桑叶	4.28	1.59	6.31	4.17	6.80
23	仙鹤草	3.91	1.14	7.56	3.94	5.82
24	苍术	2.38	1.70	6.04	2.38	4.56
25	羌活	1.49	2.54	5.01	1.44	3.95
26	防风	2.30	1.77	5.48	2.24	4.73

序号	样品	粉性料	纤维料	糖性料	油性料	脆性料
27	枳壳	4.87	2.09	6.57	4.75	7.41
28	龙胆草	3.00	1.03	6.14	2.96	5.34
29	党参	4.41	6.88	0.46	4.23	5.74
30	桔梗	3.28	6.06	1.10	3.11	4.67
31	牛膝	4.59	7.22	0.26	4.42	5.74
32	地黄	5.60	8.27	1.26	5.44	6.53
33	天冬	3.93	6.91	0.58	3.78	4.92
34	麦冬	5.43	8.23	1.16	5.28	6.27
35	玉竹	4.47	6.91	0.52	4.29	5.81
36	莲子	3.22	6.26	1.16	3.06	4.38
37	当归	2.10	4.87	1.91	2.38	3.97
38	川芎	0.12	4.01	4.24	0.09	2.66
39	丹参	0.19	3.98	4.19	0.01	2.72
40	醋乳香	1.38	5.17	3.17	1.30	2.59
41	醋没药	0.34	4.34	4.16	0.40	2.36
42	吴茱萸	5.11	5.36	3.67	4.91	7.39
43	肉桂	0.79	3.22	4.68	0.76	3.28
44	菟丝子	1.71	2.39	4.97	1.63	4.21
45	砂仁	1.18	2.92	5.24	1.22	3.38
46	煅石决明	2.76	5.89	6.33	2.95	1.07
47	龙骨	3.39	6.76	6.44	3.57	0.98
48	石膏	3.05	6.45	6.19	3.23	0.71
49	滑石	2.25	5.77	5.60	2.43	0.55
50	煅牡蛎	3.19	6.49	6.42	3.37	0.94
51	珍珠母	3.03	6.94	5.04	3.14	0.97
52	醋鳖甲	2.76	6.74	3.52	2.77	2.16

序号	样品	粉性料	纤维料	糖性料	油性料	脆性料
53	乌贼骨	2.00	5.79	5.00	2.15	0.61
54	阳起石	2.31	6.14	5.02	2.45	0.46
55	煅自然铜	5.52	9.31	6.97	5.64	3.05

结果表明，经 CA 分析，α、β 两组中药及 γ 组中的大部分中药均可按最小欧氏距离进行分类判别，而 δ 组中药及部分在 PCA 分析图上位于 γ、δ 两组交界处的中药同时存在多个相差较小的欧式距离，分类界线并不明显，该结果与 CA 及 PCA 分析结果相符。对于分类界线模糊的 δ 组中药及部分在 PCA 分析图上位于 γ、δ 两组交界处的中药，结合其性状、显微鉴别特征以及富集成分，可以大致分为以下 7 类。

第 1 类：中药断面显粉性，富含淀粉（如山药、制半夏等）；

第 2 类：中药含挥发油或脂肪油成分，不含纤维及淀粉（如乳香、没药）；

第 3 类：中药富含挥发油或脂肪油，同时含有淀粉或糊粉（如当归、砂仁）；

第 4 类：中药纤维性较强，富含挥发油或脂肪油（如羌活、苍术）；

第 5 类：中药纤维性强，富含淀粉（如黄柏、黄连）；

第 6 类：中药纤维性较强，富含淀粉、挥发油或脂肪油（如肉桂）；

第 7 类：不含淀粉、糊粉、脂肪油、挥发油，在 CA、PCA

分析中归为 δ 组（如茯苓、乌梅肉）。

其中，由于选择的代表性油性料中药大多富含淀粉，其粉体物理性质兼具部分粉性料特征，导致第 1 类和第 7 类中药同时存在两个较小的欧式距离，但因不含挥发油或脂肪油，将第 1 类归为粉性料；同理第 2 类中药不含淀粉及纤维，但富含挥发油或油脂应归为油性料。而对于其他 5 类中药，因其所含成分不同，粉体兼具多重物料粉体物理特征，在 PCA 得分图中与多个典型值相邻，结合性状、显微鉴别特征及所含成分选择相应的相邻典型值，并计算 PCA 得分图中样品与选择后的多个相邻类别典型值间的欧氏距离在总体欧氏距离中的占比（计算公式见式3－6），作为各物料在整体中的占比。

$$N = \frac{1 - \dfrac{l_{ab}}{l_{ab} + \cdots + l_{ax}}}{\left(1 - \dfrac{l_{ab}}{l_{ab} + \cdots + l_{ax}}\right) + \cdots + \left(1 - \dfrac{l_{ax}}{l_{ab} + \cdots + l_{ax}}\right)} \times 100\%$$

式 3－6

式中，a、b、x 为 PCA 得分图上的任意点，l 为 PCA 得分图中两点间的欧式距离。

例如黄连纤维性强、富含淀粉，在 PCA 得分图上位于纤维料与粉性料的交界区，且与二者典型值欧式距离计算较小，那么便按照式 3－6 计算两者占比，结果显示黄连纤维料占比 65.72%，粉性料占比 34.28%。此外，当归在 PCA 分析中，距离 α 组物料（糖性料）较近，提示当归在粉体物理性质上可能兼有部分糖性料特征。通过文献查阅，当归多糖含量较高，可达

8.63%，同时显微鉴别中当归薄壁细胞含有淀粉，因此，在多元定量分类过程中其物料分类为33.57%粉性料、35.07%糖性料以及31.36%油性料。丹参的欧式距离计算结果显示离粉性料及油性料典型值均较近，文献查阅结果显示丹参挥发油较低，因此将其划分为粉性料。又如，吴茱萸富含挥发油，虽然不富含多糖类成分，但其在浸泡后会渗出黏液，粉体转矩流变性与糖性料相似度高，致使其在 PCA 分析中与 α 组相邻。结合上述信息，其物料分类为57.19%糖性料、42.81%油性料。分类界线模糊的中药具体分类结果见表 3 – 11。

表 3 – 11　兼有多重物料性质中药的多元定量分类结果

样品	性状及显微鉴别特征	粉性料（%）	纤维料（%）	糖性料（%）	油性料（%）
大黄	质坚实，木质部发达；淀粉粒甚多	58.79	41.21	0.00	0.00
黄连	质硬，断面不整齐；薄壁细胞含淀粉粒	65.72	34.28	0.00	0.00
黄柏	断面纤维性；薄壁细胞含淀粉粒	55.14	44.86	0.00	0.00
黄芪	质硬而韧，不易折断，断面纤维性强并显粉性；薄壁细胞含淀粉粒	95.05	4.95	0.00	0.00
红花	质柔软，气微香	0.00	62.76	0.00	37.24
苍术	质坚实；断面有油点，气香特异	0.00	58.39	0.00	41.61
羌活	质脆，断面不平整；香气浓郁	0.00	36.20	0.00	63.80
防风	质松易折断；断面不整齐，气特异	0.00	55.95	0.00	44.05
当归	质柔软，有油点，香气浓郁；薄壁细胞含淀粉粒	33.57	0.00	35.07	31.36

续表

样品	性状及显微鉴别特征	粉性料（%）	纤维料（%）	糖性料（%）	油性料（%）
川芎	质坚实；断面有油点，香气浓郁；淀粉粒众多	41.93	0.00	0.00	58.07
吴茱萸	有油点，气芳香浓郁；浸泡后有黏液渗出	0.00	0.00	57.19	42.81
肉桂	质硬而脆；质地油润，香气浓烈；淀粉粒极多	41.69	16.27	0.00	42.03
菟丝子	子叶含糊粉粒、脂肪油滴	48.83	0.00	0.00	51.17
砂仁	气芳香浓烈；胚乳细胞含糊粉粒及脂肪油滴	51.00	0.00	0.00	49.00
丹参	质硬而脆易折断	100.00	0.00	0.00	0.00

注：性状鉴别特征、显微鉴别特征来源于文献。

综上，在以中药粉体物理性质为基础的分类过程中，对于分类界线清晰的中药均可按其与典型值间的最小欧式距离进行分类；对于分类界线不清晰、与多个典型值相邻的中药，则需结合其性状、显微鉴别特征及所含成分，选择相应的典型值进行多元定量分类。在该分类体系下，不仅能够对具有单一物料特征的中药进行准确归类，同时也能将兼有多重物料特征的中药按照百分比进行多元定量分类，摒弃了以往单纯将其分为某一类的分类方法，更加符合实际情况。

通过系统表征中药粉体的物理性质，筛选粉体基本性质、吸水性能、转矩流变性等特征物理性质，在此基础上构建了各类物料典型物理指纹图谱，并且根据多元分析过程中 PCA 得分图上各样品与典型值间的欧式距离大小，对中药物料分类进行判定。此外，对于部分因兼有多重物料性质导致同时存在多个较小欧式距离、分类界线模糊的中药，以欧氏距离为基础，并结合性状、显微鉴别特征及富含成分，计算不同类别物料在整体中的占比，从而实现中药的多元定量分类。相较于单一分类的定性分类方法而言，该方法对部分分类界线模糊的中药按照百分比进行了多元分类，可能会有效减少定性分类误差，为中药制剂处方和工艺的优化，尤其是高质量、智能化的中药临方制剂技术的开发奠定基础。

在 PCA 分析过程中，油性料与粉性料间的重合度较高，其主要原因是桃仁、杏仁等更为典型的油性料，难以粉碎成粉体作为模型药物进行研究。所选择的油性中药不仅含有挥发油、油脂等成分，也含有其他成分，如当归、川芎、丹参等也大都含有淀粉等成分。此外，目前纳入表征的物理性质中，可能不包括表征油性料的特征物理性质，从而导致分类结果并不理想。在后续研究过程中，可以通过进一步丰富物理属性，例如采用接触角测量仪表征物料的润湿性等，可以提高油性料与粉性料的区分度。

第二节　基于语义分析方法的中药饮片分类研究

一般而言，中药物料分类依据为中药自身的鉴别特征、富集成分以及在粉碎、制剂过程中表现出来的性质，分类结果较为主观，对兼具多重物料粉体物理特征的中药不能进行多元定量分类。通过测定中药的粉体物理性质，并以此为基础建立基于中药粉体物理性质的中药饮片多元定量分类方法，可对众多兼具多重物料特征的中药进行准确的定量划分。但对于数目众多的常用中药来说，测定其粉体物理性质较为烦琐，无法直接获得其物料分类组成。

　　为了尽可能地对尚未测定粉体物理性质的中药物料进行准确划分，研究过程中以性状鉴别特征、显微鉴别特征、油脂含量、多糖含量等数据信息为"语义特征"，见表 3 - 12，并在第一节所建立的 55 味代表性中药数据集中寻找"语义特征"近似的对标中药，对标中药的语义特征进行汇总，见表 3 - 13。通过比对上述表格中的数据，确定该部分中药物料分类组成的近似值。例如醋香附对标中药为人参，两者的共同点在于断面均显粉性且挥发油含量相近，但人参富含淀粉粒而醋香附并不含淀粉粒，所以二者相比醋香附粉性稍弱而油性略强，故将醋香附划分为 90% 粉性料、10% 油性料；炒白术，其生品性状鉴别、显微鉴别描述与苍术相近，但生品白术挥发油含量明显低于苍术，而炒白术挥发油含量进一步降低，因此炒白术油性弱于苍术，故将其划分为 70% 纤维料、30% 油性料。其余中药均以此方法类推，分类结果见表 3 - 14。

表 3-12 部分中药"语义特征"汇总结果

中药	性状鉴别	显微鉴别	油脂含量	多糖含量	对标中药
醋香附	质硬，断面显粉性	/	挥发油>1%（mL/g）	/	人参
炒白术	质坚硬不易折断，断面不平坦，有棕黄色的点状油室散在	/	挥发油 0.04%（生白术，mL/g）	/	苍术
陈皮	质稍硬而脆	/	挥发油 1.00%~3.33%（mL/g）	/	枳壳
黄芩	质硬而脆，易折断	淀粉粒甚多	/	/	黄芪
附子	质硬而脆，断面角质样	/	/	/	白芍
干姜	质坚实，断面粉性或颗粒性，黄色油点散在	淀粉粒众多	挥发油 0.83%~1.17%（mL/g）	/	川芎
甘草	质坚实，断面略显纤维性，并显粉性	淀粉粒	/	/	黄芪
白扁豆	质坚硬	子叶细胞含众多淀粉粒	/	/	山药
炒薏苡仁	质坚实，断面白色，粉性	主为淀粉粒	生薏苡仁脂肪油 9.31%（g/g）	/	菟丝子
炙黄芪	/	/	/	/	黄芪
柴胡	质硬而韧，不易折断，断面显纤维性	/	挥发油 2.004%~2.768%（g/g）	/	苍术
醋香附	质硬，断面显粉性	/	挥发油>1%（mL/g）	/	人参

续表

中药	性状鉴别	显微鉴别	油脂含量	多糖含量	对标中药
升麻	质坚硬，不易折断，断面不平坦，纤维性	木纤维多，散在	/	/	益母草
细辛	质脆，易折断，断面平坦，麻舌，气辛辣，味辛辣	皮层有众多油细胞散在，薄壁细胞含淀粉粒	挥发油 3.47% ~ 4.05%（mL/g）	/	肉桂
白芷	质坚实，断面粉性，皮部散有多数棕色油点	淀粉粒甚多	挥发油 0.04%（mL/g）	/	人参
栀子	/	内胚乳及子叶细胞胞腔内充满糊粉粒和脂肪油滴	/	/	菟丝子
柏子仁	质软，富油性	/	脂肪油 33.65%（g/g）	/	菟丝子
炒酸枣仁	子叶富油性	/	生酸枣仁脂肪油 10.05% ~ 15.26%（g/g）	/	菟丝子
远志	质硬而脆，易折断	薄壁细胞大多含脂肪油滴	脂肪油 4.06%（g/g）	/	菟丝子
蒺藜	质坚硬	内胚乳细胞壁甚厚，充满细小糊粉粒	脂肪油 8.53%（g/g）	/	菟丝子
车前子	质硬	子叶细胞含糊粉粒和脂肪油滴	脂肪油，含量未知	/	菟丝子
黑豆	质硬	/	脂肪油，含量未知	/	菟丝子
补骨脂	质硬，子叶富油性，味甜	/	脂肪油 10.08%（g/g）	/	菟丝子
枸杞	质柔软，味甜	/	/	5.35%~11.4%	熟地黄

注：性状鉴别特征、显微鉴别特征、油脂含量、多糖含量均来源于文献。

表 3-13 对标中药"语义特征"汇总结果

中药	性状鉴别	显微鉴别	油脂含量	多糖含量
黄芪	质硬而韧，断面纤维性强并显粉性	薄壁细胞含淀粉粒	/	/
山药	质坚实，不易折断，断面显粉性	淀粉粒甚多	/	/
益母草	体轻质韧	/	/	/
白芍	质坚实，不易折断，断面较平坦	/	/	/
苍术	质坚实；断面有油点，气香特异；散有多数橙黄色或棕红色油室	/	挥发油 1.05%～1.90% (mL/g)	/
川芎	质坚实，断面有油点，香气浓郁	淀粉粒众多	挥发油 0.36%～2.63% (mL/g)	/
肉桂	质硬而脆；质地油润，香气浓烈	淀粉粒极多	挥发油 1.83% (mL/g)	/
菟丝子	质坚实	子叶含糊粉粒、脂肪油滴	脂肪油 4.83%～6.37% (g/g)	/
枳壳	突起的顶端有凹点状油室；质硬不易折断	/	/	/
人参	质较硬，断面显粉性	淀粉粒甚多	挥发油 1.36%～2.96% (mL/g)	/
熟地黄	质柔软而带韧性，味甜	/	挥发油 1.12% (mL/g)	7.18%

注：性状鉴别特征、显微鉴别特征、油脂含量、多糖含量均来源于文献。

表 3-14　基于语义分析的部分中药物料分类

中药	粉性料（%）	纤维料（%）	糖性料（%）	油性料（%）
醋香附	90	0	0	10
炒白术	0	70	0	30
陈皮	0	50	0	50
黄芩	100	0	0	0
附子	100	0	0	0
干姜	70	0	0	30
甘草	100	0	0	0
白扁豆	100	0	0	0
炒薏苡仁	50	0	0	50
炙黄芪	47.5	2.5	50	0
柴胡	0	70	0	30
升麻	0	100	0	0
细辛	35	25	0	40
白芷	100	0	0	0
龙胆	0	100	0	0
栀子	20	0	0	80
柏子仁	0	0	0	100
炒酸枣仁	10	0	0	90
远志	50	0	0	50
蒺藜	0	50	0	50
车前子	30	0	0	70
黑豆	70	0	0	30
补骨脂	10	0	0	90
枸杞	0	0	100	0

　　研究引入了"语义分析"这一在计算机领域较为常见的概

念，并在后续研究中初步验证了将该方法应用于中药多元定量分类数据库的可行性，但该方法亦存在一定的主观性，并且尚未能明确中药物料多元定量分类结果与文本数据间的映射关系。后续研究过程中，可以以此为切入点，扩大中药饮片物料多元定量分类数据库。

参考文献

[1] 张毅，徐冰，孙飞，等. 中药提取物粉末物理指纹谱研究及应用 [J]. 中国中药杂志，2016，41（12）：2221-2227.

[2] 李延年，伍振峰，尚悦，等. 基于浸膏物理指纹谱评价不同干燥方式对浸膏粉体性质的影响 [J]. 中草药，2018，49（10）：2372-2377.

[3] 刘涛，付春梅，唐玉，等. 不同干燥方式对桑枝提取物物理指纹图谱及其总黄酮含量的影响 [J]. 中国实验方剂学杂志，2019，25（3）：34-38.

[4] 李丽. 基于"药辅统一"理论上的中药材料学分类研究 [D]. 郑州：河南中医药大学，2016.

[5] Suñé-Negre J M, Pérez-Lozano P, Roig M, et al. Optimization of parameters of the SeDeM Diagram Expert System：Hausner index（IH）and relative humidity（%RH）[J]. Eur J Pharm Biopharm，2011，79（2）：464.

［6］Zhe Li, Fei Wu, LiJie Zhao, et al. Evaluation of fundamental and functional properties of natural plant product powders for direct compaction based on multivariate statistical analysis［J］. Adv Powder Technol, 2018.

［7］高雅, 洪燕龙, 鲜洁晨, 等. 物性测试仪用于制剂软材特征物理性质的表征方法研究［J］. 药学学报, 2012, 8: 1049 - 1054.

［8］李雪, 洪燕龙, 鲜洁晨, 等. 基于转矩流变性的中药微丸润湿剂用量筛选研究［J］. 中国中药杂志, 2017, 42 (17): 3341 - 3349.

［9］崔向龙, 徐冰, 张毅, 等. 质量源于设计在银杏叶片制粒工艺中的应用（Ⅰ）: 颗粒粉体学性质综合评价［J］. 中国中药杂志, 2017, 42 (6): 1037 - 1042.

［10］李哲. 中药复合粒子设计及其压片关键性能改善与机理研究［D］. 上海: 上海中医药大学, 2019.

［11］台仲佳. 新型广谱抗病毒药物 GT844 掩味颗粒的制备及效果评价［D］. 郑州: 河南大学, 2020.

［12］李海燕, 范明辉, 等. 响应面法优化当归多糖超声提取工艺研究［J］. 食品研究与开发, 2019, 40 (12): 159 - 163.

［13］刘思琦, 刘春生, 文刚, 等. 不同产地丹参中淀粉与有效成分含量的比较［J］. 中国医药导报, 2015, 12 (9): 125 - 129.

[14] 梁嘉钰，赵思雨，刘佳，等．丹参挥发油提取工艺考察及成分测定［J］．沈阳药科大学学报，2018，35（4）：301－305.

[15] 李颖，赵增成，林树乾，等．丹参主要化学成分及提取分离方法研究进展［J］．中医药学报，2021，49（01）：106－111.

[16] 康廷国．中药鉴定学［M］．北京：中国中医药出版社，2016.

[17] 黄小千，牟洁，朱莹，等．白术挥发油提取工艺的优化及其化学成分研究［J］．山东中医药大学学报，2013，37（4）：339－342.

[18] 叶花，段秀俊，王嘉琛，等．干姜挥发油的提取及其β－CD包合物的制备工艺研究［J］．河南中医，2018，38（10）：1603－1606.

[19] 刘帅，高丽莉，潘丹阳，等．微波辅助提取薏苡仁油工艺优化［J］．食品工业科技，2019，40（8）：145－150＋157.

[20] 张博文，叶耀辉，史毅，等．超声提取柴胡挥发油工艺及其GC－MS分析［J］．中药材，2018，41（3）：665－669.

[21] 李勇慧，李会云，王育娜，等．四种方法提取柴胡挥发油成分的分析［J］．黑龙江畜牧兽医，2021（2）：117－122.

[22] 王红梅，张琳．蒸馏法与超临界CO_2萃取法提取细辛挥发油的成分比较［J］．安徽农业科学，2020，48（11）：

205 - 206 + 212.

[23] 舒任庚, 王光发, 梁新丽, 等. 微波辅助提取与水蒸气蒸馏杭白芷挥发油的比较 [J]. 中国药房, 2011, 22 (31): 2916 - 2918.

[24] 彭玲. 柏子仁脂肪油超声波提取工艺研究 [J]. 食品工业, 2013, 34 (10): 101 - 103.

[25] 白鹤龙, 王晶. 不同提取方法对酸枣仁中脂肪油提取效果的影响 [J]. 北京农业, 2014 (21): 7.

[26] 孙晓飞, 时素琴, 杨国红. 远志脂肪油成分分析 [J]. 中药材, 2000, 23 (1): 35 - 37.

[27] 杨立梅, 高慧慧, 张超, 等. 蒺藜炒制前后挥发性成分和脂肪油的 GC - MS 分析 [J]. 山东中医药大学学报, 2016, 40 (6): 563 - 566.

[28] 杨子钊, 刘克辛, 齐晋楠. 车前子脂肪油中脂肪酸成分的 GC - MS 分析 [J]. 吉林中医药, 2010, 30 (5): 446 - 447.

[29] 黄芳, 黄晓芬, 梁卫萍, 等. 超临界 CO_2 流体从补骨脂中提取分离补骨脂素、异补骨脂素及脂肪油的工艺研究 [J]. 中药材, 2000 (5): 266 - 267.

[30] 李玲梅, 张娟娟. 不同提取方法对枸杞多糖提取率及糖含量的影响 [J]. 生物化工, 2020, 6 (6): 65 - 68.

[31] 张翼, 张硕, 谭永红, 等. 4 种不同方法提取苍术挥发油的比较研究 [J]. 西南国防医药, 2018, 28 (3): 201 - 204.

［32］谢秀琼，詹珂，尹蓉莉，等．川芎挥发油的研究进展［J］．时珍国医国药，2007（6）：1508-1510.

［33］赫光中，果秋婷，等．肉桂挥发油提取工艺优化研究［J］．辽宁中医药大学学报，2018，20（4）：5-8.

［34］陈巍然．菟丝子脂肪油含量测定及炮制方法对其含量的影响［J］．四川中医，2017，35（2）：64-65.

［35］张金莲，刘明贵，钟凌云，等．枳壳挥发油提取工艺优选及其化学成分 GC-MS 分析［J］．中国实验方剂学杂志，2016，22（19）：27-31.

［36］崔丽丽，逄世峰，李亚丽，等．响应面试验优化超临界 CO_2 萃取人参挥发油的工艺［J］．食品科学，2016，37（4）：58-61.

［37］施伟梅，张赛男，陈建福，等．响应面法优化酶法辅助提取熟地黄多糖的工艺研究［J］．河南工业大学学报（自然科学版），2014，35（5）：23-28.

第四章

基于预测模型的临方水丸生产技术开发

目前中药临方水丸主要采用手工泛丸的方法，难以满足医生和患者对于高质量临方水丸的需求。对制剂人员而言，如何将药味组成复杂多样、变化不一的个性化处方，高效、高质量地加工成中药临方水丸，是一个巨大的挑战。

课题组前期通过系统表征中药粉体的物理性质，筛选了粉体基本性质、吸水性能、转矩流变性等特征物理性质，构建了各类中药物料典型物理性质指纹图谱，实现了对中药饮片物料的分类判定。在此基础上，需要研究中药粉体的物理性质（物料分类）、丸剂处方和工艺、制剂成型质量的相关性，建立相关模型，才能实现对任意临方水丸的一次成型。

在中药临方水丸制备过程中，软材的制备是影响丸剂成型质量的关键工序，而黏合剂的浓度及用量是制约该关键工序的主要因素。研究表明，不同性质的中药粉体对黏合剂浓度及用量的敏感度存在显著差异。因此，探明不同性质中药在丸剂制备过程中黏合剂浓度及用量上的规律，是开发中药临方水丸制剂技术的关键。

选择山药、益母草、党参、当归、煅石决明分别作为粉性料、纤维料、糖性料、脆性料的代表性模型药物，以混料均匀设计法拟定模型处方组成，以 HPMC E5 水溶液为黏合剂，采用挤出搓圆法制丸，结合多种统计分析方法对结果进行分析，建立挤出搓圆法制备中药临方水丸黏合剂的浓度、用量预测模型，以期指导中药临方水丸的实际生产。

第一节　制剂处方预测模型的构建

一、模型处方设计

为研究不同物料在处方中的占比与适宜制丸的黏合剂浓度、用量间的关系，采用混料均匀设计法，进行模型处方设计。各物料在处方中的占比（％）分别记为 X_A（粉性料代表药物山药）、X_B（纤维料代表药物益母草）、X_C（糖性料代表药物党参）、X_D（油性料代表药物当归）、X_E（脆性料代表药物煅石决明）。为确保取点均匀有效的同时，增大取值范围，以求尽可能涵盖多种多样的处方组成，模型处方设计使用 $U_{30}^*(30^5)$ 表，各物料组成比例均无上下限约束，处方物料组成见表 4 - 1。

表 4 - 1　模型处方物料组成

处方	X_A（％）	X_B（％）	X_C（％）	X_D（％）	X_E（％）
1	64.1	18.4	5.8	4.9	6.8
2	52.7	17.5	1.3	24.2	4.3
3	46.3	14.7	15.9	5.8	17.3
4	41.6	11.5	4.5	29.0	13.4
5	37.8	8.3	27.0	2.2	24.7
6	34.6	5.1	9.2	26.4	24.7
7	31.8	2.0	40.6	24.4	1.2
8	29.3	52.6	3.9	5.0	9.2

处方	X_A（%）	X_B（%）	X_C（%）	X_D（%）	X_E（%）
9	27.0	34.2	30.1	6.8	1.9
10	25.0	25.7	13.9	6.5	28.9
11	23.1	19.5	0.5	35.1	21.8
12	21.3	14.2	22.9	0.7	40.9
13	19.7	9.6	4.2	29.9	36.6
14	18.1	5.3	33.5	38.1	5.0
15	16.6	1.4	9.4	20.6	52.0
16	15.2	53.5	16.7	10.4	4.2
17	13.9	37.2	8.5	4.7	35.7
18	12.6	27.8	39.2	11.2	9.2
19	11.4	20.7	16.0	51.0	0.9
20	10.2	14.8	65.3	3.7	6.0
21	9.0	9.6	24.8	46.2	10.4
22	8.0	4.9	2.2	18.4	66.5
23	7.0	0.5	35.2	37.2	20.1
24	5.9	53.0	3.2	1.9	36.0
25	4.9	38.0	26.7	14.7	15.7
26	4.0	28.4	9.0	53.7	4.9
27	3.0	20.9	43.5	10.3	22.3
28	2.1	14.6	16.1	50.4	16.8
29	1.3	9.0	63.8	3.9	22.0
30	0.4	4.0	24.7	41.4	29.5

二、丸剂的制备及质量评价

1. 中药粉体制备

（1）饮片预处理

称取适量代表性中药饮片，于烘箱中60℃干燥2小时；干燥后将党参、当归置于－20℃冰箱中冷冻2小时。

（2）粉体制备

将预处理后的饮片置于多功能高速粉碎机中粉碎30秒，然后将粉碎所得粗粉投入超微粉碎机中再次粉碎，过5号筛备用。

2. 黏合剂溶液配制

称取一定量的HPMC E5，加入适量热水使其溶胀，配制成10%、20%两种浓度的HPMC E5水溶液，静置至室温，备用。

3. 丸剂制备

按表4－1处方组成比例，称取总量为100g的中药粉末，置于混匀机中，以50r/min转速混合10分钟。通过预实验优选各模型处方适宜的黏合剂浓度及用量。制丸时将预实验优选的黏合剂与中药细粉混合均匀，制备软材，采用挤出搓圆机制丸。制条速度为694r/min，制备湿丸，称重，将其置于烘箱中60℃下干燥2小时，经4mm孔径筛网筛分后称重，记录重量，密封保存。

4. 丸剂质量评价

（1）软材、丸条的质量评价

丸剂制备过程中不仅软材、丸条性状、最终的丸剂成型质量都会受到处方物料组成比例的影响，而且出条速度也受到处方物料组成的制约。软材质量、丸条质量评价指标、方法及等级得分详见表4-2及图4-1。出条速度作为制约丸剂制剂效率的重要制剂工艺参数，其测定方法如下：将制得的软材投入制丸机的物料仓，待稳定出条后，截取5秒内制得的丸条，测量其长度 L（cm）并计算出条速度 V（cm/s），计算公式：

$$V = L/5 \qquad\qquad 式4-1$$

（2）丸剂成型质量评价

挤出搓圆机的料仓挤出方式为螺杆推进式，在挤出过程中，会存在一定的残留，不同处方在这一环节的损失大小不同，挤出率（I_1）是为了评价物料在挤出工艺中因料仓死体积或处方原因在料仓残留的程度，挤出率越高，则损失越小；成型率（I_2）是整体评价制剂成型质量的重要指标。在制丸过程中，制软材时模型药物的用量为 M_1（g），黏合剂浓度记为 Y_1（W/W,%），黏合剂溶液的用量为 Y_2（g），HPMC E5 的用量为黏合剂溶液的用量与其对应浓度的乘积，记为 M_2（g），挤出搓圆法制丸得到的未干燥丸剂重量记为 M_3（g），干燥、过筛后得到的丸剂质量为 M_4（g），挤出率及成型率计算公式如下。

$$I_1(\%) = \frac{M_3}{(M_1 + Y_2)} \times 100\% \qquad 式4-2$$

$$I_2(\%) = \frac{M_4}{(M_1 + M_2)} \times 100\% \qquad 式4-3$$

表 4 – 2　制剂中间体评价标准

指标	性状	等级
软材质量	软材松散，用力握之不成团	1
	软材用力握之成团，不粘手	2
	软材用力握之成团，略微粘手	3
	软材用力握之成团，黏性极大	4
丸条质量	丸条在弯折角度处于 0°～90°之间时发生断裂	1
	丸条在弯折角度处于 90°～180°之间时发生断裂	2
	丸条弯折 180°时发生断裂	3
	丸条弯折 180°弯折处出现裂纹	4
	丸条弯折 180°弯折处无裂纹	5

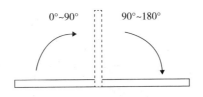

图 4 – 1　丸条弯折角度测量方法

　　软材、丸条、丸剂的质量评价结果见表 4 – 3。结果显示，在制丸过程中，当处方中 X_A 较大时，制软材时黏合剂的浓度多为 20%，且用量较多，制得的软材内聚性好，丸条韧性强，丸粒圆整；当处方中 X_B 较大时，制软材时黏合剂的浓度也多为 20%，用量也明显较多，但是软材较为松散、内聚性差，丸条韧性差，丸粒易散开；而当处方中 X_C 较大时，制软材时黏合剂的浓度多为 10%，用量相对较少，制得的软材内聚性强，丸条韧性好，丸粒圆整；当处方中 X_D 较大时，制软材时黏合剂浓度没有明显规律，但用量较少，软材内聚性一般，丸条略易断，丸粒圆整；当处方中 X_E 较大时，制软材时黏合剂浓度与用量规律类似 X_D，不同的是，其制得的软材黏性较大，丸条韧性好，丸粒圆整。

表 4 - 3　制剂质量评价结果

处方	Y_1 (%)	Y_2 (g)	M_2 (g)	M_3 (g)	M_4 (g)	软材质量	V (cm/s)	丸条质量	I_1 (%)	I_2 (%)
1	20	80.0	16.0	128.43	77.05	3	3.80	5	71.35	66.42
2	20	75.0	15.0	126.41	77.70	2	2.90	3	72.23	67.57
3	20	65.0	13.0	121.50	80.37	2	3.30	3	73.64	71.12
4	20	60.0	12.0	103.20	65.33	2	1.60	3	64.50	58.33
5	10	50.0	5.0	91.30	61.75	2	2.80	2	60.87	58.81
6	10	50.0	5.0	99.42	68.24	2	2.80	4	66.28	64.99
7	10	35.0	3.5	91.56	70.85	3	2.20	5	67.82	68.45
8	20	100.0	20.0	152.41	87.76	2	3.80	3	76.21	73.13
9	20	95.0	19.0	151.02	88.75	2	3.40	3	77.45	74.58
10	20	70.0	14.0	113.89	71.22	2	4.00	3	66.99	62.47
11	20	70.0	14.0	122.67	78.85	2	2.00	3	76.67	74.39
12	10	60.0	6.0	120.89	77.64	2	3.30	4	75.56	73.94
13	10	50.0	5.0	109.03	73.56	2	1.90	5	72.69	70.06
14	10	60.0	6.0	121.36	83.35	2	1.90	3	75.85	78.63
15	10	40.0	4.0	97.20	70.79	2	2.40	4	69.43	68.07
16	20	100.0	20.0	140.81	80.41	2	3.20	2	70.41	67.01
17	20	90.0	18.0	148.41	90.79	3	3.80	5	78.11	76.94
18	20	70.0	14.0	132.40	84.19	2	2.30	2	77.88	73.85
19	20	70.0	14.0	112.01	72.30	2	1.30	3	65.89	63.42
20	10	50.0	5.0	103.04	75.40	2	1.60	4	68.69	71.81

续表

处方	Y_1 (%)	Y_2 (g)	M_2 (g)	M_3 (g)	M_4 (g)	软材质量	V (cm/s)	丸条质量	I_1 (%)	I_2 (%)
21	10	60.0	6.0	112.44	73.21	2	2.50	4	70.28	69.07
22	10	40.0	4.0	80.26	58.16	2	2.50	4	57.33	55.92
23	10	30.0	3.0	93.16	76.46	3	3.00	5	71.66	74.23
24	20	95.0	19.0	155.84	91.90	2	3.40	4	79.92	77.23
25	20	80.0	16.0	136.19	84.59	2	3.50	3	75.66	72.92
26	20	70.0	14.0	127.13	81.74	3	1.50	4	74.78	71.70
27	10	70.0	7.0	120.68	74.16	2	2.60	3	70.99	69.31
28	10	50.0	5.0	102.37	73.88	2	2.00	4	68.25	70.36
29	10	30.0	3.0	96.74	74.58	2	2.40	5	74.42	72.41
30	10	40.0	4.0	93.18	70.52	4	2.50	5	66.56	67.81

注：Y_1，黏合剂浓度；Y_2，黏合剂用量；M_2，HPMC E5 用量；M_3，干燥前丸剂重量；M_4，干燥后丸剂重量；V，出条速度；I_1，挤出率；I_2，成型率。

三、相关性分析

为进一步探究处方各物料占比与制剂中间体、制剂质量的相关性，将处方物料组成及丸剂质量评价结果导入 SPSS V25.0 软件进行双变量斯皮尔曼相关性分析，结果如表4-4所示。

表4-4　相关性分析结果

指标	X_A	X_B	X_C	X_D	X_E
Y_1	0.304	0.790 **	-0.443 *	-0.127	-0.374 *
Y_2	0.217	0.923 **	-0.341	-0.264	-0.332
M_2	0.257	0.916 **	-0.382 *	-0.248	-0.347
V	0.243	0.396 *	-0.168	-0.609 **	0.233

指标	X_A	X_B	X_C	X_D	X_E
I_1	−0.071	0.545**	−0.054	−0.271	−0.067
I_2	−0.259	0.297	0.192	−0.165	−0.031
软材质量	−0.266	−0.236	0.192	−0.072	−0.030
丸条质量	−0.282	−0.451*	−0.011	0.084	0.325

注：**表示在 0.01 级别（双尾），相关性显著；*表示在 0.05 级别（双尾），相关性显著。

分析结果显示黏合剂 HPMC E5 的用量及浓度与 X_B、X_C、X_E 有着较为显著的相关性，其中 X_B 与黏合剂的用量、浓度呈强正相关；X_C 与黏合剂用量、浓度呈弱负相关；X_E 与黏合剂浓度呈弱负相关。此外，出条速度与 X_B 呈正相关，与 X_D 呈负相关；丸条韧性与 X_B 呈负相关；挤出率与 X_B 呈正相关。结果提示：当处方中纤维料占比较大，丸条韧性较差，出条速度较高，需要浓度更高、用量更大的黏合剂才能实现丸剂成型；当处方中糖性料占比较高时，需要适当降低黏合剂的浓度和用量；当处方中脆性料占比较高时，宜用较低浓度的黏合剂。

四、制剂处方预测模型构建

1. 混料设计处方物料分类组成

根据课题组前期物料分类研究结果，当归兼具三重物料粉体物理特征，在多元定量分类过程中其物料分类为 33.57% 粉性料、35.07% 糖性料、31.36% 油性料，而山药、益母草、党参、煅石决明并不具备其他物料粉体物理特征，被归为单一物料。混料设计处方物料占比见表4-5。

表4-5 混料设计处方物料占比

处方	粉性料（%）	纤维料（%）	糖性料（%）	油性料（%）	脆性料（%）
1	65.74	18.40	7.42	1.54	6.90
2	60.82	17.50	9.30	7.59	4.30
3	48.25	14.70	17.82	1.82	17.30
4	51.34	11.50	14.09	9.09	13.40
5	38.57	8.30	27.76	0.72	24.70
6	43.46	5.10	18.03	8.28	24.70
7	39.99	2.00	48.67	7.65	1.30
8	30.98	52.60	5.55	1.57	9.20
9	29.28	34.20	32.35	2.13	1.90
10	27.18	25.70	16.05	2.04	28.90
11	34.88	19.50	12.11	11.01	21.80
12	21.53	14.20	23.13	0.22	40.90
13	29.74	9.60	14.19	9.38	36.60
14	30.89	5.40	46.10	11.95	5.00
15	23.52	1.40	16.21	6.46	52.00
16	18.69	53.50	20.14	3.26	4.10
17	15.48	37.20	10.05	1.47	35.70
18	16.36	27.80	42.90	3.51	9.16
19	28.52	20.70	32.87	15.99	0.90
20	11.44	14.80	66.52	1.16	6.00
21	24.61	9.60	40.08	14.49	10.40
22	14.18	4.90	8.28	5.77	66.50
23	19.49	0.50	47.50	11.67	20.10
24	6.54	53.00	3.83	0.60	36.00
25	9.83	38.00	31.56	4.61	15.70

处方	粉性料（%）	纤维料（%）	糖性料（%）	油性料（%）	脆性料（%）
26	22.03	28.40	26.86	16.84	4.90
27	6.56	20.90	46.91	3.23	22.30
28	19.12	14.60	32.77	15.81	16.80
29	2.61	9.00	65.09	1.22	22.00
30	14.26	4.00	38.36	12.95	29.50

2. 黏合剂浓度预测模型

利用 Waikato Environment for Knowledge Analysis（WEKA）的 Multi Class Classifier 分类算法建立分类模型，以黏合剂浓度（Y_1）为分类标准，以表 4-5 中处方物料占比的值为自变量进行分类。模型方程结果如下：

$$Y_1 = 4.61 + 0.52X_A + 2.00X_B - 0.95X_C -$$
$$0.90X_D - 1.16X_E \qquad\qquad 式 4-4$$

当 $Y_1 \leqslant 0$，黏合剂浓度为 10%；当 $Y_1 > 0$，黏合剂浓度为 20%。

算法以黏合剂的浓度（Y_1）作为分类指标，建立处方物料占比与黏合剂浓度之间的数学模型，以"Y_1"的正负值作为分类界线，将物料占比组成不同的处方分为 2 组。枚举型数据集建模分类的正确率为 100%，交叉验证的正确率为 100%。随机选取 66% 的样本为训练集，余下的 34% 的样本为预测及进行模型能力验证，结果显示判别正确率为 100%，说明该模型分类正确率高，提示该模型可以用于预测原生药粉水丸临方制剂过程中使用的黏合剂浓度：当 $Y_1 \leqslant 0$ 时，可采用 10% HPMC E5 水溶液，当 $Y_1 > 0$ 时，可采用 20% HPMC E5 水溶液。

3. 黏合剂用量预测模型

应用 Data Processing System（DPS）7.05 软件对结果进行分析，以黏合剂 HPMC E5 水溶液的用量为因变量，以表 4-5 中各处方中物料的占比的值为自变量，进行二次多项式逐步向后回归，回归方程如下：

$$Y_2 = 32.68 + 0.29X_A + 1.87X_B - 0.013X_B^2 -$$
$$0.0027X_C^2 - 0.0048X_AX_E \quad (P = 0.0001) \quad 式 4-6$$

回归方程的决定系数 $R^2 = 0.9817$，方程的拟合性总体良好。根据回归方程，计算黏合剂用量的预测值及预测偏差百分比，结果如表 4-6 所示。

表 4-6　黏合剂用量预测结果分析

处方	实验值（g）	预测值（g）	偏差百分比（%）
1	80.00	83.83	4.78
2	75.00	81.55	8.74
3	65.00	69.30	6.61
4	60.00	65.24	8.73
5	50.00	52.73	5.47
6	50.00	48.79	-2.42
7	40.00	41.37	3.43
8	100.00	138.57	38.57
9	95.00	102.03	7.40
10	70.00	84.16	20.22

续表

处方	实验值（g）	预测值（g）	偏差百分比（%）
11	70.00	75.21	7.45
12	60.00	59.81	-0.32
13	50.00	53.49	6.98
14	44.00	45.26	2.86
15	40.00	35.54	-11.15
16	100.00	136.68	36.68
17	90.00	103.81	15.34
18	70.00	83.72	19.60
19	70.00	76.62	9.46
20	50.00	51.40	2.79
21	50.00	52.20	4.41
22	40.00	41.24	3.11
23	30.00	31.29	4.32
24	95.00	132.52	39.49
25	80.00	103.16	28.95
26	70.00	89.71	28.16
27	61.00	67.02	9.87
28	57.00	61.09	7.17
29	38.00	38.55	1.45
30	40.00	38.30	-4.24

注：偏差百分比 =（预测值 - 实验值）/实验值 ×100%。

表中结果显示除个别处方外，模型方程黏合剂用量的预测值与实验值均较为接近。此外，将预测值与实验值导入 SPSS 软件中进行配对样本 T 检验，检验结果显示显著性大于 0.05，说明黏合剂用量预测值与实验值间整体上不存在显著差异。上述结果均提示构建的模型预测能力良好，可以用于临方水丸制剂过程中黏合剂用量的预测。

第二节　制剂处方预测模型的验证

模型预测能力验证实验包括组内验证实验和成方验证实验两部分。组内验证实验仍以 5 个代表性中药（山药、益母草、党参、当归、煅石决明）为模型药，使用混料均匀设计，选取 U_{10}^*（10^5）表设计 10 个模型验证处方（处方 1～10）。成方验证实验的处方（处方 11～20）来源于 2020 年版《中国药典》（一部）。

组内验证实验及成方验证实验均以预测模型给出的黏合剂浓度及用量进行制丸实验。结果如表 4－7、表 4－8 所示。结果显示，所有验证处方均一次成型，且成型率均较高。

表 4－7　组内验证实验结果

处方	X_A	X_B	X_C	X_D	X_E	浓度（％）	用量（g）	I_1（％）	I_2（％）
1	55.95	17.50	15.40	3.04	7.93	20	74.88	75.14	71.80
2	38.54	11.20	7.56	0.69	41.90	10	55.26	67.83	67.42
3	32.57	3.73	55.22	3.05	5.24	10	39.87	69.21	70.34
4	24.06	48.60	10.27	0.89	16.20	20	97.68	75.69	73.42
5	31.49	24.20	17.69	12.51	13.30	20	76.60	72.71	69.60
6	16.32	11.50	48.09	2.26	21.70	10	49.26	64.64	65.35
7	28.86	1.52	41.19	17.44	9.82	10	37.92	64.17	66.35
8	12.61	43.60	6.84	5.30	31.30	20	91.14	75.56	73.49
9	15.73	22.40	48.37	10.98	1.84	10	66.15	77.11	77.45
10	12.18	9.03	28.15	10.19	39.80	10	47.57	65.47	67.42

表 4 - 8　成方验证实验结果

处方	方名	处方物料占比					浓度 (%)	用量 (g)	I_1 (%)	I_2 (%)
		X_A	X_B	X_C	X_D	X_E				
11	香附丸	53.42	9.74	17.45	19.39	0.00	20	64.34	70.26	83.02
12	附子理中丸	41.54	16.15	30.77	11.54	0.00	20	68.99	66.38	73.53
13	二陈丸	65.52	17.24	0.00	17.24	0.00	20	80.06	73.33	79.97
14	参苓白术丸	67.81	9.03	12.90	10.26	0.00	20	67.72	70.16	81.60
15	补中益气丸	25.02	27.12	35.01	12.85	0.00	20	77.78	75.86	74.98
16	六君子丸	45.00	19.00	25.00	11.00	0.00	20	74.88	77.12	75.62
17	九味羌活丸	35.94	23.83	10.00	30.23	0.00	20	80.01	75.02	78.84
18	十全大补丸	38.30	8.28	40.82	12.60	0.00	10	53.87	71.87	78.37
19	泄肝安神丸	20.15	6.25	9.79	22.14	41.67	10	45.41	61.00	62.44
20	补肾养血丸	60.87	0.00	17.39	21.74	0.00	20	49.52	79.00	77.85

　　将以上 20 个模型验证处方制得的丸剂进行含水量、溶散时限、圆整度的检查，含水量、溶散时限检查方法参照 2020 年版《中国药典》，圆整度测定采用倾斜板法，检查结果见表 4 - 9。结果显示，所有丸剂的含水量均符合《中国药典》规定，圆整度较好，溶散时限检查除处方 3、7、10、18 外，其余所有丸剂均符合《中国药典》规定。处方 3、7、10、18 所制备的丸剂在溶散时限检查的 1 小时内虽未能溶散，仍保持圆整丸型，但轻捻即成糊状物，已无硬心。

表 4 - 9　丸剂质量检查结果 $(n = 3, \bar{x} \pm s)$

处方	含水量（%）	溶散时限（min）	圆整度（°）
1	7.56 ± 0.01	51 ± 5	7.0 ± 0.0
2	6.04 ± 0.01	38 ± 7	8.0 ± 0.0

续表

处方	含水量（%）	溶散时限（min）	圆整度（°）
3	6.17±0.02	不合格	6.7±0.6
4	7.68±0.01	47±8	9.0±0.0
5	6.55±0.02	51±6	10.0±0.0
6	8.03±0.01	55±4	9.3±1.2
7	5.99±0.02	不合格	6.7±0.6
8	7.56±0.03	56±3	8.3±1.2
9	5.57±0.02	32±9	8.7±0.6
10	6.24±0.01	不合格	9.0±0.0
11	5.67±0.03	14±1	7.3±0.6
12	7.56±0.01	26±6	8.3±0.6
13	7.13±0.02	28±3	12.0±1.0
14	5.67±0.10	26±3	8.3±0.6
15	5.58±0.01	21±2	11.3±0.6
16	7.13±0.02	38±5	7.7±0.6
17	4.33±0.01	9±2	7.3±0.6
18	6.67±0.02	不合格	11.0±1.0
19	6.33±0.01	53±6	7.7±0.6
20	6.57±0.02	6±4	7.0±0.0

对上述溶散时限不合格的处方进行处方物料组成分析，发现其处方中糖性料、油性料、脆性料三者占比较高。含有大量糖性料的丸剂在制丸时，遇水产生黏性，加上挤出制丸过程中的挤压作用导致粉粒排列致密，毛细孔隙细小而量少，影响溶散；含有大量油性成分的丸剂因其具有疏水性，导致溶散时限不合格；脆性料多的丸剂，可能是由于脆性料本身性质的原因，导致粉碎后

得到的粉末粒径过小，从而影响了丸剂的溶散。对于可能导致丸剂溶散时限不合格的处方，可加入适量崩解剂，促进丸剂的崩解。此外，崩解时限与各物料占比的关系，有待进一步研究。

按照中药饮片的性状鉴别特征、显微鉴别特征、理化性质及粉碎制丸过程中表现出来的性质，将常见中药分为粉性料、纤维料、糖性料、油性料和脆性料共 5 类，并以 5 味具有代表性的中药为模型药物设计模型处方，探究中药临方丸剂制剂过程中中药饮片物料分类与制剂处方间的关系，通过对实验结果进行多元统计分析，建立了中药临方水丸制剂过程中黏合剂浓度及黏合剂用量预测模型。验证实验结果表明所建立的预测模型可以指导中药临方水丸制剂过程中黏合剂浓度及用量的选择，节约了中药临方水丸制剂处方和工艺的摸索实验，初步构建了中药临方水丸的高质量、高效率的一次成型技术。

第五章

"零辅料"中药临方
浓缩水丸生产技术开发

如前所述，手工泛丸技术一般多用于临方水丸，对于服用剂量更少的浓缩水丸一般采用挤出搓丸的机械生产。目前，有企业采用机械化生产的方式制备临方浓缩水丸，但由于缺乏系统研究，需要加入大量辅料辅助丸剂成型，加大了服用剂量，失去临方浓缩水丸的优势。是否存在普适工艺，实现中药临方浓缩丸剂的生产，是研究的难点。

"药辅合一"是中药药剂学的独特用药理念、制药经验与智慧，是指处方中部分中药不仅发挥药效，而且可担任"辅料"的功用，普遍应用于中药制剂研究与生产。即将处方中适宜粉碎的物料作为"辅料"。贵细药、含淀粉较多等物料如茯苓、山药、粉葛等可直接粉碎，作为浓缩水丸的填充剂。处方中其他药味提取浓缩后，再与"辅料"生药粉混合制备具"药辅合一"的制剂。因此，将"药辅合一"理念应用于临方制剂的工艺设计，对于开展临方制剂技术研究大有裨益。

第一节　中药临方浓缩水丸生产技术研究

以代表性的成方制剂为模型进行临方浓缩水丸成型工艺研究，通过研究处方中药材的粉碎量与煎煮量的比例、煎煮液浓缩终点等关键工艺参数的筛选优化，建立临方浓缩水丸的通用制剂工艺路线，并应用此制剂工艺对来源于临床的处方进行工艺验证。

一、模型中药复方的选取

研究中所选取的模型处方可分为：成方制剂模型和临方制剂模型两类。通过市场调研，选取市售排名靠前的丸剂类中成药作为成方制剂模型，其处方药物组成参考 2020 年版《中国药典》（一部）、《中华人民共和国卫生部药品标准》；临方制剂模型来源于临床处方，共选取成方制剂模型 34 个，临方制剂模型 20 个，总计 54 个。

二、临方浓缩水丸的制剂工艺研究

研究将成方制剂模型按照入药方式数据库及运行规则（详见第六章）进行"药"与"辅"拆分，将为"辅"药进行粉碎，过六号筛备用。其余药味置于自动煎药机中进行煎煮，并浓缩至适宜程度，与过筛后的中药细粉混合制备软材，备用。将软材投入挤出搓圆制丸机中进行丸剂的制备，湿丸放入鼓风干燥箱中，60℃（粉碎部分含挥发性成分较多的药材干燥温度为 50℃），干燥 4 小时，干燥后的丸剂用直径 4mm 和 6mm 的筛子进行筛选。

选取成方制剂模型作为研究对象，研究对浓缩水丸制剂成型工艺产生重要影响的因素，如浸膏的浓缩程度、入药方式的比例等，确定浓缩水丸的临方通用制剂工艺。依据预实验结果选取粉碎量与煎煮量（重量比）的比例进行物料处理，首先以浸膏的相对密度、浓缩比例等为浓缩终点进行工艺筛选，研究结果表明模型中药复方在制剂成型时的相对密度、浓缩比例（指丸剂成型时浓缩液的质量与煎煮部分生药材的质量比）无明确规律。其中，模型中药复方制剂可制备理想丸剂的浓缩液相对密度范围 $1.07 \sim 1.62 \mathrm{g/cm^3}$（78℃）；浓缩比例范围（2.56：1～3.33：1），范围较大，难以作为浓缩液浓缩终点的判定依据。实验中发现，当浓缩液浓缩至"挂旗"中期状态时，此时 86% 的模型中药复方可以实现一次成型，因此将"挂旗"中期作为浓缩终点。实验结果见表 5－1 和表 5－2。

表5－1　模型中药复方可制备理想丸剂的浓缩液密度及浓缩比例

模型中药复方名称	密度（78℃，g/cm³）	浓缩比例
川芎茶调丸	1.29	2.56：1
天王补心丸	1.35	3.00：1
六味地黄丸	1.07	2.30：1
归脾丸	1.43	2.63：1
百合固金丸	1.25	3.33：1
杞菊地黄丸	1.54	2.72：1
明目地黄丸	1.62	2.87：1

表5－2　模型中药复方可制备理想丸剂的浓缩液的"挂旗"程度

模型中药复方名称	成型情况	"挂旗"程度
川芎茶调丸	一次成型	"挂旗"中期
天王补心丸	一次成型	"挂旗"中期
六味地黄丸	一次成型	"挂旗"中期
归脾丸	一次成型	"挂旗"中期
百合固金丸	一次成型	"挂旗"中期
杞菊地黄丸	一次成型	"挂旗"中期

模型中药复方名称	成型情况	"挂旗"程度
知柏地黄丸	一次成型	"挂旗"中期
明目地黄丸	一次成型	"挂旗"中期
香连丸	一次成型	"挂旗"中期
香砂养胃丸	一次成型	"挂旗"中期
逍遥丸	一次成型	"挂旗"中期
银翘解毒丸	一次成型	"挂旗"中期
调经化瘀丸	一次成型	"挂旗"中期
风湿痛骨丸	一次成型	"挂旗"中期
妇科回生丸	一次成型	"挂旗"中期
妇女痛经丸	一次成型	"挂旗"中期
加味逍遥丸	一次成型	"挂旗"中期
龟鹿二胶丸	一次成型	"挂旗"中期
抗骨质增生丸	一次成型	"挂旗"中期
麻仁润肠丸	一次成型	"挂旗"中期
健脾丸	一次成型	"挂旗"中期
保和丸	一次成型	"挂旗"中期
附子理中丸	一次成型	"挂旗"中期
参苏丸	一次成型	"挂旗"中期
通宣理肺丸	一次成型	"挂旗"中期
芍药丸	一次成型	"挂旗"中期
清暑益气丸	一次成型	"挂旗"中期
右归丸	一次成型	"挂旗"中期
人参蛤蚧丸	一次成型	"挂旗"中期

在34个模型中药复方制剂成型时发现，5个模型中药复方在浸膏浓缩至"挂旗"中期，无法一次性顺利制丸。因此结合

处方物料特性进行分析，需研究浓缩水丸的临方制剂特殊工艺路线。

其中，养阴清肺丸、贝母瓜蒌丸、补中益气丸等 3 个模型中药复方按照浓缩水丸的临方制剂通用工艺路线制剂时，"挂旗"中期软材发黏，制丸时丸粒黏轮，无法顺利制丸。分析发现此类处方组成中糖性料占比多在 30% 以上，可通过添加少量淀粉解决。实验结果见表 5-3。

表 5-3　"挂旗"中期软材发黏的模型复方的处方分析及解决策略

模型中药复方名称	糖性物料占比（%）	淀粉用量（%）
养阴清肺丸	37.65	21.20
补中益气丸	26.70	3.43
贝母瓜蒌丸	14.29	12.50

此外，清骨丸按照浓缩水丸的临方制剂通用工艺路线制剂时，"挂旗"中期软材散开，难以制备得到适宜制丸的软材。通过分析此类处方的物料组成发现其油脂性或粗纤维料在处方占比均大于 38%，通过筛选多种类型不同浓度的黏合剂，最终确定以 10% 的高筋面粉浆为黏合剂的制剂工艺解决策略。需要特别说明的是，在所选择的模型中药复方中，五子衍宗丸方中的 5 个药味均富含大量油脂，处方中适宜粉碎药材较少，因此将全方提取浓缩至"挂旗"后加入高筋面粉作为填充剂进行丸剂的制备。

通过上述模型处方工艺研究发现，对于多数模型处方，可以应用通用工艺进行制丸。根据"药辅合一"的数据库及规则（见第六章），将合适的饮片进行粉碎，称取一定重量比的细粉，作为辅料，备用；其余饮片水提取两次，合并提取液，浓缩至"挂旗"中期，得稠浸膏；将药粉加入稠浸膏中，制备软材，制丸。少数处方可能含糖性物料占比较高，用通用工艺制备的丸条较软，易黏搓刀，可加入适量淀粉调整软材。另有少数处方含油脂类或粗纤维的药材占比较高，用上述通用工艺制备的丸条容易散开，不能成型，可加入适量的10%高筋面粉浆，增加软材的内聚性，即可制丸成型。至此，建立了基于"药辅合一"的临方制剂个性化制造工艺技术体系。

为了验证该技术的适用性，随机选取临床临时处方20个，进行工艺验证。结果表明：20个临方制剂模型均可以一次成型，结果见表5-4。其中16个临方可按照通用工艺进行丸剂的制备；2个处方丸条较软发黏，加入约10%的淀粉即可成丸，结果见表5-5；2个处方丸条易散开，加入约10%的高筋面粉浆即可成丸，结果见表5-6。

表5-4 临方制剂模型中药复方制剂成型时"挂旗"程度

模型药物名称	成型情况	"挂旗"程度
临方丸剂-1	一次成型	"挂旗"中期
临方丸剂-2	一次成型	"挂旗"中期
临方丸剂-3	一次成型	"挂旗"中期
临方丸剂-5	一次成型	"挂旗"中期
临方丸剂-7	一次成型	"挂旗"中期
临方丸剂-9	一次成型	"挂旗"中期
临方丸剂-10	一次成型	"挂旗"中期
临方丸剂-12	一次成型	"挂旗"中期

模型药物名称	成型情况	"挂旗"程度
临方丸剂 – 13	一次成型	"挂旗"中期
临方丸剂 – 14	一次成型	"挂旗"中期
临方丸剂 – 15	一次成型	"挂旗"中期
临方丸剂 – 16	一次成型	"挂旗"中期
临方丸剂 – 17	一次成型	"挂旗"中期
临方丸剂 – 18	一次成型	"挂旗"中期
临方丸剂 – 19	一次成型	"挂旗"中期
临方丸剂 – 20	一次成型	"挂旗"中期

表 5 – 5 "挂旗"中期软材发黏的临方制剂模型处方分析及解决策略

模型药物名称	糖性料占比（%）	淀粉占比（%）
临方丸剂 – 8	43.48	9.97
临方丸剂 – 11	15.84	14.81

表 5 – 6 "挂旗"中期软材散开的临方制剂模型处方分析及解决策略

模型药物名称	油脂料/粗纤维料占比（%）	高筋面粉占比（%）
临方丸剂 – 4	45.00	9.97
临方丸剂 – 6	66.95	10.59

三、临方浓缩水丸的制剂质量评价

借鉴 2020 年版《中国药典》（四部）制剂通则中关于丸剂的质量评价指标，建立临方浓缩水丸的质量评价方法：工艺得率、合格率、溶散时限（T，h）、水分、水分活度（aw）、脆碎度、流动性（AR, °）、圆整度、丸重差异等多项检查项目。

$$工艺得率 = 湿丸重量（g）/软材重量（g）×100\%$$

式 5 - 1

$$合格率 = 合格干燥丸剂重量（g）/干燥丸剂$$

$$重量（g）×100\%$$

式 5 - 2

54 个模型处方中，85% 的处方工艺得率在 80% 以上，所有处方合格率在 90% 左右，工艺得率和合格率表明此临方丸剂制剂工艺有良好的可行性。54 个模型处方浓缩水丸的工艺得率、合格率见表 5 - 7。

表 5 - 7　浓缩水丸的工艺得率、合格率实验结果

序号	模型中药复方名称	工艺得率（%）	合格率（%）
1	川芎茶调丸	76.36	93.09
2	天王补心丸	77.70	96.36
3	六味地黄丸	87.20	95.51
4	归脾丸	87.69	98.67
5	百合固金丸	92.13	97.50
6	杞菊地黄丸	86.45	97.26
7	知柏地黄丸	81.27	96.68
8	明目地黄丸	89.10	98.34
9	香连丸	71.25	92.97
10	香砂养胃丸	95.90	99.11
11	逍遥丸	83.92	97.65
12	银翘解毒丸	93.66	98.31
13	调经化瘀丸	85.33	94.20
14	风湿痛骨丸	83.40	94.74
15	妇科回生丸	90.37	97.45
16	妇女痛经丸	97.54	98.26

序号	模型中药复方名称	工艺得率（%）	合格率（%）
17	加味逍遥丸	95.03	99.23
18	龟鹿二胶丸	96.40	98.50
19	抗骨质增生丸	89.01	97.71
20	麻仁润肠丸	95.20	96.45
21	健脾丸	98.34	94.48
22	保和丸	96.07	95.87
23	附子理中丸	71.97	95.35
24	补中益气丸	97.82	97.51
25	五子衍宗丸	94.95	90.07
26	参苏丸	85.99	96.12
27	通宣理肺丸	76.73	94.81
28	养阴清肺丸	93.49	93.75
29	清骨丸	84.10	97.39
30	芍药丸	83.73	94.57
31	贝母瓜蒌丸	85.09	96.23
32	清暑益气丸	87.18	98.13
33	右归丸	89.57	95.56
34	人参蛤蚧丸	84.12	95.70
35	临方丸剂-1	82.13	96.00
36	临方丸剂-2	85.09	95.36
37	临方丸剂-3	88.99	98.22
38	临方丸剂-4	73.68	87.04
39	临方丸剂-5	82.73	94.44
40	临方丸剂-6	80.49	96.56
41	临方丸剂-7	88.91	98.27
42	临方丸剂-8	94.38	97.04

序号	模型中药复方名称	工艺得率（%）	合格率（%）
43	临方丸剂 - 9	87. 18	96. 07
44	临方丸剂 - 10	95. 37	98. 73
45	临方丸剂 - 11	90. 86	97. 86
46	临方丸剂 - 12	81. 54	98. 54
47	临方丸剂 - 13	97. 81	98. 66
48	临方丸剂 - 14	82. 90	97. 86
49	临方丸剂 - 15	69. 07	96. 93
50	临方丸剂 - 16	95. 41	95. 52
51	临方丸剂 - 17	69. 74	88. 46
52	临方丸剂 - 18	81. 09	97. 32
53	临方丸剂 - 19	83. 91	97. 05
54	临方丸剂 - 20	92. 29	98. 68

1. 溶散时限

以崩解时限测定仪测定丸剂的溶散时限，取供试品 6 丸，选择孔径约 2.00mm 筛网的吊篮，照崩解时限检查法（2020 年版《中国药典》制剂通则 0921）片剂项下方法加挡板进行检查，平行测定 3 次。随机选取 20 个模型处方的浓缩水丸进行溶散时限检查，其中成方制剂模型 13 个，临方制剂模型 7 个。《中国药典》规定浓缩水丸的溶散时限不得超过 2 小时。通过随机选取并测定实验研究中 20 个模型复方丸剂的溶散时限，发现 20 个模型复方的溶散时限均符合《中国药典》相关要求，多数丸剂的溶散时限在 1.2 小时左右，未见溶散时限大于 2 小时的模型处方。溶散时限实验结果见表 5 - 8。

表5-8　浓缩水丸的溶散时限实验结果（$n=3$，$\overline{x} \pm s$）

序号	模型中药复方名称	$\overline{T}$（h）	$\overline{W}$（%）	$\overline{aw}$
1	香砂养胃丸	1.21 ± 0.01	6.03 ± 0.01	0.390 ± 0.003
2	逍遥丸	1.17 ± 0.00	7.56 ± 0.01	0.378 ± 0.002
3	银翘解毒丸	1.23 ± 0.01	4.28 ± 0.01	0.331 ± 0.001
4	加味逍遥丸	1.25 ± 0.00	6.17 ± 0.02	0.356 ± 0.007
5	附子理中丸	1.45 ± 0.04	7.68 ± 0.02	0.400 ± 0.003
6	芍药丸	1.50 ± 0.03	6.87 ± 0.01	0.439 ± 0.004
7	归脾丸	1.35 ± 0.03	6.55 ± 0.02	0.413 ± 0.001
8	六味地黄丸	1.35 ± 0.00	8.04 ± 0.01	0.461 ± 0.007
9	补中益气丸	1.29 ± 0.01	5.03 ± 0.01	0.335 ± 0.001
10	清暑益气丸	1.34 ± 0.02	5.46 ± 0.01	0.369 ± 0.001
11	香连丸	1.52 ± 0.00	5.96 ± 0.01	0.432 ± 0.002
12	抗骨质增生丸	1.16 ± 0.01	7.54 ± 0.02	0.451 ± 0.001
13	养阴清肺丸	1.22 ± 0.02	5.56 ± 0.02	0.320 ± 0.001
14	临方丸剂-4	1.29 ± 0.02	6.84 ± 0.01	0.465 ± 0.004
15	临方丸剂-10	1.27 ± 0.01	7.77 ± 0.02	0.430 ± 0.005
16	临方丸剂-11	1.28 ± 0.01	5.86 ± 0.02	0.411 ± 0.001
17	临方丸剂-14	1.32 ± 0.02	7.55 ± 0.01	0.445 ± 0.003
18	临方丸剂-15	1.43 ± 0.04	5.96 ± 0.01	0.376 ± 0.003
19	临方丸剂-16	1.31 ± 0.01	7.13 ± 0.01	0.444 ± 0.005
20	临方丸剂-17	1.22 ± 0.03	6.24 ± 0.02	0.274 ± 0.004

2. 水分

　　丸剂的水分测定通过干燥失重的方式，首先将模型中药复方丸剂用多功能高速中药粉碎机粉碎并过六号筛，采用快速红外水分测定仪测定，称取粉体样品约1.5g，设定温度为105℃，当样品在30秒维持重量不变时，认为达到恒重，通过重量差异计算丸剂含水量,平行测定3次。随机选取20个模型处方的浓缩水丸进行水分检查,其中成方制剂模型13个,临方制剂模型7个,所有模型复方的水分均符合《中国药典》的要求,未见水分超过9.0%的模型复方出现。水分测定实验结果见表5-8。

3. 水分活度

水分活度的测定采用ERH水分活度测试法,首先将模型中药复方丸剂粉碎并过六号筛,利用GYW-1GS型水分活度仪快速测定,平行测定3次。随机选取20个模型处方的浓缩水丸进行水分活度检查,其中成方制剂模型13个,临方制剂模型7个,模型处方的 aw 值均小于0.6,说明丸剂干燥工艺稳定可靠,可有效抑制微生物增长,水分活度测定实验结果见表5-8。

4. 流动性

流动性测定利用初黏性测试仪的可调节角度的平面结构,采用倾斜板法进行测定丸剂的休止角,平行测定3次。54个模型复方的休止角均小于17°,表明其具有良好的流动性,也说明了所制备的丸剂圆整度较好。模型处方浓缩水丸的流动性测定实验结果见表5-9。

表5-9 浓缩水丸的流动性实验结果 ($n=3$, $\bar{x} \pm s$)

序号	模型中药复方名称	$\overline{AR}$ (°)
1	川芎茶调丸	7 ±0
2	天王补心丸	9 ±0
3	六味地黄丸	11 ±0
4	归脾丸	11 ±0

序号	模型中药复方名称	$\overline{AR}$（°）
5	百合固金丸	10 ± 0
6	杞菊地黄丸	10 ± 1
7	知柏地黄丸	8 ± 0
8	明目地黄丸	13 ± 1
9	香连丸	9 ± 0
10	香砂养胃丸	9 ± 0
11	逍遥丸	10 ± 1
12	银翘解毒丸	10 ± 0
13	调经化瘀丸	9 ± 0
14	风湿痛骨丸	15 ± 0
15	妇科回生丸	7 ± 0
16	妇女痛经丸	10 ± 1
17	加味逍遥丸	6 ± 0
18	龟鹿二胶丸	11 ± 0
19	抗骨质增生丸	8 ± 0
20	麻仁润肠丸	10 ± 1
21	健脾丸	12 ± 0
22	保和丸	5 ± 0
23	附子理中丸	8 ± 0
24	补中益气丸	15 ± 1
25	五子衍宗丸	16 ± 0
26	参苏丸	10 ± 0
27	通宣理肺丸	11 ± 0
28	养阴清肺丸	6 ± 0
29	清骨丸	7 ± 1
30	芍药丸	6 ± 0

序号	模型中药复方名称	$\overline{AR}$ (°)
31	贝母瓜蒌丸	10 ± 0
32	清暑益气丸	6 ± 0
33	右归丸	12 ± 0
34	人参蛤蚧丸	4 ± 0
35	临方丸剂 – 1	8 ± 0
36	临方丸剂 – 2	6 ± 0
37	临方丸剂 – 3	12 ± 0
38	临方丸剂 – 4	8 ± 0
39	临方丸剂 – 5	7 ± 0
40	临方丸剂 – 6	13 ± 0
41	临方丸剂 – 7	8 ± 1
42	临方丸剂 – 8	12 ± 0
43	临方丸剂 – 9	11 ± 0
44	临方丸剂 – 10	11 ± 0
45	临方丸剂 – 11	10 ± 1
46	临方丸剂 – 12	8 ± 0
47	临方丸剂 – 13	5 ± 1
48	临方丸剂 – 14	11 ± 0
49	临方丸剂 – 15	12 ± 0
50	临方丸剂 – 16	11 ± 0
51	临方丸剂 – 17	11 ± 0
52	临方丸剂 – 18	8 ± 0
53	临方丸剂 – 19	6 ± 0
54	临方丸剂 – 20	9 ± 0

聚焦浓缩水丸的临方制剂工艺与质量评价，通过 34 个成方

制剂模型的探索，确定了与制剂成型关联密切的工艺参数，建立了适宜浓缩水丸制剂成型的通用工艺和特殊工艺。其中85%的成方制剂模型复方可使用通用工艺路线进行浓缩水丸的制备。而15%的成方制剂模型处方需根据其处方物料组成特点应用特殊工艺进行制剂。此外，以20张临床处方作为模型处方验证了浓缩水丸的制剂工艺。20个临方处方均可以一次性成型，其中80%的处方可以按照"药辅合一"的通用性工艺路线进行临方丸剂的制备，剩余的20%的处方可按照对应的特殊工艺制备，其辅料加入量低于15%。20个临方制剂模型处方均来源于临床，应用通用工艺或特殊工艺可快速进行临方丸剂的制备，表明了所建立的临方浓缩水丸制剂工艺的稳定性与普适性。

第二节 "零辅料"中药临方浓缩水丸在线控制技术研究

研究中发现制剂中间体浓缩液的特征物理性质"黏度"与制剂成型间存在紧密的相关性，前期对于浓缩终点的判定仅局限于眼观"挂旗"的方式，其特征物理性质并未得到量化表征，可能影响软材的物理性质，从而影响丸剂的工艺得率。本研究采用旋转流变仪建立临方制剂浓缩液在不同浓缩阶段黏度的表征方法，通过对7个模型处方不同浓缩阶段的浓缩液黏度进行测定，发现浓缩液在浓缩过程中存在"黏度突跃"现象，进而通过25个处方进一步研究，确定适宜制丸的浓缩液黏度范围，初步建立了"零辅料"临方浓缩水丸的制备技术，并为临方浓缩水丸制备的在线控制奠定了坚实的实验基础。

一、浓缩液黏度的表征方法研究

牛顿最先描述了与理想液体流动特性有关的黏度测定的基本规律：

$$\tau = \eta \cdot \gamma \qquad\qquad 式5-3$$

式中，τ 为剪切应力，单位 Pa；η 为流体的动力黏度，单位 Pa·s；γ 为剪切速率，单位 s^{-1}。

与液体流动特性有关的剪切应力与剪切速率的关系可用一个以 τ 为纵坐标、γ 为横坐标的曲线图来表示，这种图称为流动曲线；或以 η 对 γ 作图，称为黏度曲线。理想液体的流动曲线是一条直线，该直线上的 τ 和 γ 的数值比是常数，这就意味着 η 不受剪切速率变化的影响，符合这种规律的"液体"称作牛顿流体；不具备这种"理想"流动特性的液体称作非牛顿流体。

蜂蜜、HPME-E5 溶液、中药浓缩液等常作为黏合剂用于中药制剂，采用旋转流变仪在不同剪切速率（$1 \sim 200\ s^{-1}$）范围内绘制流变曲线。结果表明，在恒定的温度下，其黏度 η 不受剪切速率 γ 的影响，故均可当作牛顿流体。

1. 黏度测定参数选择

（1）转子的选择

不同浓缩阶段的浓缩液为流体状且不含颗粒，可选用锥形角为1°的锥转子。本研究选用旋转流变仪配套的 CP50-1

（0.982°）转子。

（2）剪切速率的选择

不同浓缩阶段的浓缩液为牛顿流体或近似牛顿流体，在恒定温度下，黏度与剪切速率无关，因此设定适中的剪切速率 100r/s 作为黏度测定的剪切速率条件。

（3）测定温度的选择

当测定温度较高时，中药浓缩液的水分容易蒸发，其黏度处于动态变化中，测定结果不够准确。当测定温度较低时，部分中药浓缩液的黏度较大，容易超过仪器的量程。根据预实验结果及制剂过程综合考虑，测定温度设为 25℃。

2. 黏度测定方法学考察

（1）精密度

取同一批次 10% 的 HPMC – E5 溶液 5 份，进行日内精密度和日间精密度测定，结果表明该方法精密度良好，详见表 5 – 10。

表 5 – 10　精密度实验结果（$n = 5$）

精密度	1	2	3	4	5	RSD（%）
日内 η（Pa·s）	0.137	0.139	0.139	0.139	0.139	0.65
日间 η（Pa·s）	0.139	0.139	0.140	0.139	0.140	0.39

（2）稳定性

取同一批次 10% 的 HPMC – E5 溶液，分别放置 0、5、10、15、20、25 分钟进行黏度测定。稳定性实验结果表明该溶液在 25 分钟内测定，稳定性良好，详见表 5 – 11。

表 5 – 11　黏度测定方法学考察稳定性实验结果

时间（min）	0	5	10	15	20	25	RSD（%）
η（Pa·s）	0.138	0.140	0.138	0.138	0.137	0.139	0.75

（3）区分性

分别取 10%、20% 的 HPMC – E5 溶液各 3 份，测定其黏度值，详见表 5 – 12。20% 的 HPMC – E5 溶液平均黏度值是 10% HPMC – E5 溶液黏度的近 10 倍，测定结果表明该方法具有良好的区分性。

表 5 – 12　不同浓度 HPMC – E5 的黏度（Pa·s）测定结果（$n=3$）

样品	1	2	3	$\bar{x} \pm s$
10% HPMC-E5	0.139	0.139	0.139	0.139 ± 0.00
20% HPMC-E5	1.450	1.450	1.460	1.453 ± 0.01

二、零辅料浓缩水丸的制备

将模型处方中的药物首先进行"药"与"辅"拆分，将为"辅"的药物用多功能高速中药粉碎机粗粉一次后，再用超微粉碎机进行细粉，粉碎后过六号筛备用。将为"药"的药物用自动煎药机煎煮，收集药液于液体浓缩机中进行粗浓缩，将粗浓缩液进一步浓缩至适宜程度，与过筛后的粉末混合制备软材，称重即得软材重量，备用。将软材投入挤出搓圆制丸机中进行丸剂的制备，称取湿丸重量。湿丸放入鼓风干燥箱中，60℃干燥 2 小时，称重，即得干燥丸剂重量。干燥后的丸剂用直径 4mm 和 6mm 的筛子进行筛选，再次称重即为合格干燥丸剂重量。

三、模型处方不同浓缩阶段浓缩液黏度的测定

对多个模型处方从提取液、"挂旗前期"（取两个浓缩点，分别记为浓缩阶段1、2、3）、"挂旗中期"（记为浓缩阶段4）、"挂旗中后期"（记为浓缩阶段5）等5个不同浓缩阶段的样品进行取样及黏度测定。"挂旗后期"液体流动性差，旋转流变仪的锥/板系统在测定时难以达到平衡状态，会影响黏度测定的准确性，故本实验没有对"挂旗后期"样品的黏度进行测定。浓缩液挂旗前期、中期、后期见图5-1。

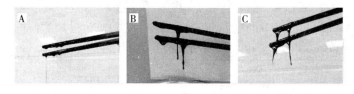

图5-1　浓缩液挂旗图
A. 前期；B. 中期；C. 后期

每个样品在各个阶段均测量3次，记录其黏度值，结果见表5-13。结果表明：7个模型处方在不同浓缩阶段3次测量的RSD值均较小，进一步表明浓缩液黏度测定方法稳定可靠，可用于表征浓缩液的黏度。以不同浓缩阶段 x 为自变量，$\ln\eta$ 为因变量进行拟合，可得7个模型处方的关系表达式，详见表5-14。该结果表明浓缩阶段与 $\ln\eta$ 存在良好的线性关系。

以不同浓缩阶段为横坐标，黏度值为纵坐标作图，详见图5-2，可知7个模型处方在"挂旗中期"前后黏度值均存在

"黏度突跃"现象。制剂工艺研究中 85% 的模型处方在"挂旗中期"制剂成型,因此"黏度突跃"可作为临方浓缩水丸浓缩液浓缩时的在线控制依据。

各模型处方在 5 个不同浓缩阶段的平均黏度值分别为 0.077 Pa·s、0.63 Pa·s、1.88 Pa·s、13.46 Pa·s、14.29 Pa·s,呈现逐渐递增的趋势。其中第 3 个阶段与第 4 个阶段间黏度值徒增,即"黏度突跃"。该结果也进一步提示,临方浓缩水丸浓缩液浓缩时可能存在适宜的黏度范围。

表 5-13 模型处方不同浓缩阶段黏度结果 ($n=3$, $\bar{x} \pm s$)

模型处方	浓缩阶段	η (Pa·s)
参苏丸	1	0.46 ± 0.00
	2	1.52 ± 0.00
	3	5.30 ± 0.02
	4	18.40 ± 0.00
	5	18.90 ± 0.00
补中益气丸	1	0.00 ± 0.00
	2	1.29 ± 0.01
	3	3.31 ± 0.00
	4	31.20 ± 0.12
	5	32.60 ± 0.00
养阴清肺丸	1	0.00 ± 0.00
	2	0.02 ± 0.00
	3	0.09 ± 0.00
	4	4.95 ± 0.00
	5	5.12 ± 0.01

模型处方	浓缩阶段	η（Pa·s）
通宣理肺丸	1	0.00 ± 0.00
	2	0.02 ± 0.00
	3	0.16 ± 0.00
	4	5.61 ± 0.00
	5	5.82 ± 0.02
临方丸剂 – 1	1	0.02 ± 0.00
	2	0.03 ± 0.00
	3	0.89 ± 0.00
	4	10.60 ± 0.00
	5	13.50 ± 0.12
临方丸剂 – 2	1	0.02 ± 0.00
	2	1.46 ± 0.01
	3	3.36 ± 0.00
	4	20.93 ± 0.06
	5	21.40 ± 0.00
临方丸剂 – 3	1	0.00 ± 0.00
	2	0.04 ± 0.00
	3	0.07 ± 0.00
	4	2.56 ± 0.00
	5	2.70 ± 0.01

表 5 – 14　模型处方浓缩阶段与黏度的函数关系

模型处方名称	数学表达式	R^2
参苏丸	$\ln\eta = 0.4318x - 0.6741$	0.9449
补中益气丸	$\ln\eta = 0.9147x - 2.501$	0.8281
养阴清肺丸	$\ln\eta = 0.9021x - 3.4863$	0.9432

续表

模型处方名称	数学表达式	R^2
通宣理肺丸	$\ln\eta = 0.8784x - 3.3156$	0.9468
临方丸剂－1	$\ln\eta = 0.8304x - 2.7245$	0.9262
临方丸剂－2	$\ln\eta = 0.7105x - 1.792$	0.8492
临方丸剂－3	$\ln\eta = 0.7996x - 3.2744$	0.9305

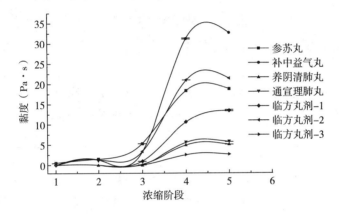

图 5-2　7 个模型处方在不同浓缩阶段黏度变化（$n=3$）

四、模型处方浓缩液黏度与制剂成型的相关性

选择补中益气丸、六味地黄丸等 13 个代表性丸剂中成药，另外再随机选取 12 个临方处方作为模型药物。每个模型药物测定 2~6 个黏度点，共 89 个样品，测定其黏度并制备相应的丸剂，评价丸剂成型质量，研究浓缩液与制剂成型质量的相关性。结果见表 5-15 和图 5-3。表 5-15 中前 9 个处方是"挂旗中期"软材黏软、不适宜制丸的处方，在图 5-3 中用○表示；第

10 和第 11 个处方是 "挂旗" 中期软材容易散开、不适宜制丸的
处方，在图 5－3 中用●表示；其余 14 个处方为 "挂旗中期" 软
材适宜制丸的处方，在图 5－3 中用●表示；○代表可以一次成
型，×代表不能成型。

表 5－15　不同浓缩液黏度与丸剂成型情况

序号	名称	黏度 (Pa·s)	挂旗阶段	成型情况	工艺得率 (%)	合格率 (%)
1	补中益气丸	1.50	前期	一次成型	73.89	99.17
		8.70	前期	一次成型	71.68	99.15
		17.30	前期	一次成型	78.03	97.54
		61.70	前期	一次成型	68.82	98.21
		400*	中期	无法成型	0	0
2	养阴清肺丸	2.00	前期	一次成型	70.62	99.13
		6.54	前期	一次成型	64.94	91.26
		11.40	前期	一次成型	75.85	99.17
		50.00	前期	一次成型	72.94	98.32
		400*	中期	无法成型	0	0
3	贝母瓜蒌丸	1.90	前期	一次成型	82.16	99.30
		13.40	前期	一次成型	82.22	99.32
		400*	中期	无法成型	0	0
4	临方制剂－4	2.45	前期	一次成型	66.19	95.18
		4.87	前期	一次成型	73.09	99.00
		8.75	前期	一次成型	76.87	99.00
		24.40	前期	一次成型	77.44	99.01
		56.90	前期	一次成型	73.08	98.92
		400*	中期	无法成型	0	0

续表

序号	名称	黏度 (Pa·s)	挂旗阶段	成型情况	工艺得率 (%)	合格率 (%)
5	临方制剂-5	2.43	前期	一次成型	83.33	99.00
		6.63	前期	一次成型	76.41	99.00
		9.75	前期	一次成型	81.34	99.00
		23.60	前期	一次成型	81.68	97.26
		400*	中期	无法成型	0	0
6	临方制剂-6	5.31	前期	无法成型	0	0
		400*	后期	一次成型	47.93	98.25
7	临方制剂-7	14.90	中期	无法成型	0	0
		400*	后期	一次成型	61.72	94.67
8	清骨丸	1.50	前期	无法成型	0	0
		12.20	中期	无法成型	0	0
		400*	后期	一次成型	61.36	98.72
9	青蒿鳖甲丸	6.31	前期	无法成型	0	0
		57.80	中期	无法成型	0	0
		400*	后期	一次成型	51.38	98.18
10	临方制剂-8	0.24	前期	一次成型	83.33	99.19
		0.69	前期	一次成型	80.75	99.19
		1.63	前期	一次成型	80.38	98.31
		23.00	前期	一次成型	78.67	98.23
		42.10	中期	无法成型	0	0
11	临方制剂-9	0.44	前期	一次成型	77.84	94.34
		1.15	前期	一次成型	79.87	98.18
		4.12	前期	一次成型	81.08	99.12
		5.56	前期	一次成型	74.48	99.05
		25.80	前期	一次成型	70.00	98.96

序号	名称	黏度 （Pa·s）	挂旗阶段	成型情况	工艺得率 （%）	合格率 （%）
12	银翘解毒丸	2.34	前期	一次成型	79.26	98.99
		13.80	中期	一次成型	78.03	98.98
		400*	后期	一次成型	70.16	97.65
13	健脾丸	1.20	前期	一次成型	59.72	97.40
		14.50	中期	一次成型	72.39	97.80
		23.50	中期	一次成型	73.08	98.90
14	六味地黄丸	2.1	前期	一次成型	79.27	98.31
		85.50	中期	一次成型	67.31	98.99
		400*	后期	一次成型	66.67	98.92
15	杞菊地黄丸	3.08	前期	一次成型	64.56	97.87
		22.60	中期	一次成型	73.03	98.10
		400*	后期	一次成型	68.31	97.92
16	香连丸	2.81	前期	一次成型	73.43	99.00
		11.50	中期	一次成型	69.06	97.83
		78.90	后期	一次成型	70.37	98.90
		400*	后期	一次成型	68.94	98.89
17	香砂养胃丸	2.02	前期	一次成型	78.57	99.03
		3.22	前期	一次成型	81.08	99.04
		13.80	中期	一次成型	75.37	98.92
		22.30	中期	一次成型	74.24	98.91
18	通宣理肺丸	2.05	前期	一次成型	82.67	99.07
		6.22	前期	一次成型	78.17	99.01
		41.20	中期	一次成型	73.53	98.99
		74.50	后期	一次成型	72.39	98.94

续表

序号	名称	黏度 (Pa·s)	挂旗阶段	成型情况	工艺得率 (%)	合格率 (%)
19	临方制剂-10	1.00	前期	一次成型	74.82	98.99
		26.20	中期	一次成型	74.36	98.98
		400*	后期	一次成型	69.23	98.88
20	临方制剂-11	1.22	前期	一次成型	79.17	98.90
		2.34	前期	一次成型	77.14	98.88
		14.30	中期	一次成型	79.26	98.88
		23.20	中期	一次成型	64.57	96.10
21	临方制剂-12	3.27	前期	一次成型	75.78	99.02
		3.85	前期	一次成型	89.63	99.07
		25.20	中期	一次成型	70.07	98.92
		400*	后期	一次成型	67.42	98.86
22	孔圣枕中丹	1.50	中期	一次成型	52.73	97.73
		48.90	后期	一次成型	56.48	98.36
23	临方制剂-13	0.26	前期	一次成型	59.52	96.84
		0.608	前期	一次成型	88.41	93.10
		2.73	前期	一次成型	76.26	99.82
		11.00	中期	一次成型	74.05	99.57
24	临方制剂-14	1.50	前期	一次成型	74.56	94.65
		10.90	中期	一次成型	74.25	94.96
		34.90	中期	一次成型	75.61	98.32
		400*	后期	一次成型	72.15	99.12
25	临方制剂-15	2.90	前期	一次成型	74.82	98.99
		29.60	中期	一次成型	74.36	98.98
		400*	后期	一次成型	69.23	98.88

　　注：400*代表浓缩液黏度较大，旋转流变仪的锥/板系统在测定时难以达到平衡状态，转子难以下降到测量位置，黏度均以400表示。

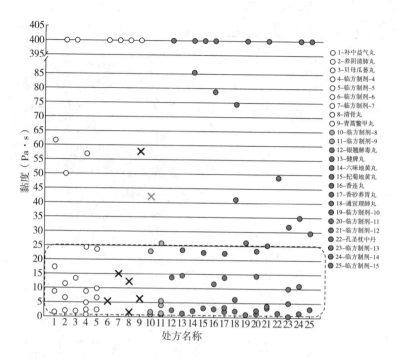

图 5-3　模型药物不同浓缩程度的浓缩液黏度与制剂成型的关系图

从表 5-15 可以看出，25 个模型成方在浓缩过程中，随着浓缩程度增大，浓缩液重量减小，其含水量降低，黏度逐渐增大，均出现了"黏度突跃"现象。从图 5-3 可以看出，除了处方 6~9（包括清骨丸、青蒿鳖甲丸、临方制剂 -6 和临方制剂 -7）成型时浓缩液黏度较大外，其余 84%（21 个）处方的浓缩液均可在 1~25Pa·s（60℃）实现一次成型。

根据中药饮片分类方法，分析 25 个处方中煎煮部分和粉碎部分各类物料的占比，见表 5-16 和表 5-17，发现 25 个处方中，煎煮部分物料的占比并无太大差异，组成主要为纤维料、糖性料、油性料和粉性料；但是粉碎部分中，处方 6～9 主要为脆性料，占比在 67% 以上，其他处方基本为纤维料、油性料和粉性料。推测造成处方 6～9 成型时所需浓缩液黏度较大可能主要与粉碎部分物料的物理性质有关。粉碎部分脆性料的占比与临方浓缩水丸可以一次成型的浓缩液黏度范围有待进一步研究。

表 5－16　25 个处方粉碎部分中各类物料的占比（%）

序号	脆性料	纤维料	糖性料	油性料	粉性料
1	—	55.69	—	37.75	6.56
2	—	—	—	—	100.00
3	—	—	—	—	100.00
4	—	13.77	12.88	39.53	33.82
5	—	6.03	—	30.62	63.35
6	100.00	—	—	—	—
7	100.00	—	—	—	—
8	66.67	3.33	—	—	30.00
9	83.33	—	—	—	16.67
10	—	4.76	—	—	95.24
11	—	—	31.19	—	68.81
12	—	58.34	—	11.9	29.76
13	—	56.00	—	24.00	20.00
14	—	—	—	—	100.00
15	—	—	—	—	100.00
16	—	34.28	—	—	65.72
17	—	40.00	—	26.67	33.33
18	—	22.48	—	15.5	62.02

续表

序号	脆性料	纤维料	糖性料	油性料	粉性料
19	—	53.33	—	—	46.67
20	—	3.73	—	10.73	85.54
21	—	17.06	5.95	10.96	66.03
22	—	—		—	100.00
23	—	11.12		4.21	84.67
24	—	35.03		39.82	25.15
25	—	10.00	—	—	90.00

表 5-17　25 个处方煎煮部分中各类物料的占比（%）

序号	脆性料	纤维料	糖性料	油性料	粉性料
1	—	7.82	28.36	6.59	57.23
2	—	8.40	57.14	—	34.46
3	—	2.38	19.84	18.65	59.13
4	—	1.00	81.52	7.49	9.99
5	—	21.33	32.34	21.89	24.44
6	—	32.07	18.09	14.89	34.95
7	—	31.91	21.28	37.94	8.87
8	—	9.71	8.57	—	81.72
9	—	1.78	39.29	—	58.93
10	—	24.49	—	28.81	46.7
11	—	—	37.75	53.64	8.61
12	—	31.12	15.31	8.67	44.90
13	—	11.43	22.86	18.28	47.43
14	—	—	68.57	—	31.43
15	—	5.91	68.97	2.95	22.17
16	—	24.49	—	5.71	69.80

续表

序号	脆性料	纤维料	糖性料	油性料	粉性料
17	—	7.61	6.43	22.00	63.96
18	—	30.23	13.30	25.91	30.56
19	—	5.72	57.14	7.14	30.00
20	12.95	31.07	0.13	21.48	34.37
21	—	8.96	24.13	29.54	37.37
22	28.57	—	—	21.43	50.00
23	15.04	23.65	4.96	23.54	32.81
24	—	20.99	18.95	19.13	40.93
25	7.84	1.88	56.22	26.17	7.89

在线检测与分析技术是未来智能制造的核心。在线控制技术可以对生产过程进行在线监测，实时传输数据，通过制剂过程中各个环节对最终产品质量进行预测，对于不符合要求的中间体或者成品在制剂过程中进行剔除，以免进入下一工序，保证了产品的质量，节约成本，提高生产效率，该技术已经在中药饮片炮制和制药过程质量控制等环节中有所应用。研究所获浓缩液的适宜黏度范围可以作为临方制剂的在线控制参数，将在线控制与临方制剂相结合，为后续临方制剂的智能化生产奠定基础。

参考文献

[1] 岳国超，王兵娥，焦玉. 塑制法制备中药丸剂中物料因

素与丸剂成型性的关系［J］. 时珍国医国药，2019，30（5）：
1125－1127.

［2］陈新芳. 中药水丸溶散时限与产品内在质量的探讨
［J］. 中国药业，2002，11（8）：54.

［3］Gebhard Schramm. 朱怀江，译. 实用流变测量学（修
订版）［M］. 北京：石油工业出版社，2009.

［4］王林波，刘蔚，陈祝康. 维生素 A 棕榈酸酯凝胶动力
黏度测定方法的研究［J］. 药物分析杂志，2009（11）：1808.

［5］杨明，伍振峰，王芳，等. 中药制药实现绿色、智能制
造的策略与建议［J］. 中国医药工业杂志，2016，47
（9）：1205.

［6］杨明，伍振峰，王雅琪，等. 中药制药装备技术升级的
政策、现状与途径分析［J］. 中草药，2013，44（3）：247.

第六章

中药临方浓缩水丸
智能化系统开发

在研究与应用过程中，我们发现临方制剂不仅要考虑制剂工艺的可行性与一次成型性，同时要考虑临方制剂的安全性和有效性。《神农本草经》序中指出："药性有宜丸者，宜散者，宜水煮者，宜酒浸渍者，宜膏煎者，亦有一物兼宜者，亦有不可入汤酒者，并随药性，不得违越。"说明每一味中药均有适宜的处理方式及剂型，以保证药效和安全性，这也是很多药物或先煎或后下或打粉入药的根本原因。因此，需要建立基于安全性、有效性、工艺可行性以及制剂成本等诸多要素的中药临方数据库与规则库，从而开发相应的预测软件。当输入需要临方制备的处方药味信息时，软件可智能预测适宜的制剂处方和制剂工艺，从而实现针对某个特定临方、特定剂型的一次成型制备方案，使生产工艺更加合理、规范及可重复，促进中药临方制剂生产的数字化、智能化发展。

第一节　中药临方制剂数据库构建

一、毒性中药数据库

"有毒无毒"是指药物对人体能否造成伤害的性能，可用于反映中药的安全程度。现代药学认为毒性中药系指毒性剧烈、治疗剂量与中毒剂量相近、使用不当会导致中毒或死亡的中药。中药制剂过程蕴藏着"毒 - 效"合和的关系，是中药复方"减毒增效"的重要环节。因此，确定毒性中药的合理入药方式是临方制剂研究需要解决的首要问题。以 2020 年版《中国药典》（一部）中"性味与归经"项下明确标示毒性的 83 种毒性药材和饮片作为毒性中药数据库目录，并综合参考《临床中药学》《中华本草》《有毒中药鉴别图谱》《临床中药学科服务手册：含毒性药材中药制剂合理用药实践》《毒性中药的配伍与应用》等书籍中关于毒性中药的用法用量、使用注意等限制性规定要点，建立毒性中药数据库。依据毒性分级的不同，毒性中药数据库又细分为大毒中药数据库、有毒中药数据库、小毒中药数据库 3 个子数据库。

　　毒性中药数据库目录及入药方式情况见表 6 - 1 ~ 表 6 - 3。从表格中的入药方式来看，83 种毒性药材及饮片，煎煮入药占61.45%，其中个别药物需要先煎或久煎；打粉后入药占28.92%。此外，全蝎、蜈蚣、水蛭等 9.64% 的毒性中药的入药方式需根据其用量而定。毒性中药数据库确定了 83 种毒性中药在临方制剂中的具体应用方式，为毒性中药在临方制剂中的安全、合理应用提供了依据。

表 6 - 1　大毒中药目录及入药方式

序号	药材名称	用法及临床应用注意	入药方式
1	川乌	一般炮制后用	煎煮（先煎、久煎）
2	草乌	一般炮制后用	煎煮（先煎、久煎）
3	马钱子	不宜多服久服或生用	煎煮

序号	药材名称	用法及临床应用注意	入药方式
4	巴豆	外用适量，研末涂患处	煎煮
5	天仙子	0.06～0.6g	煎煮
6	马钱子粉	入丸散用	粉碎
7	斑蝥	炮制后多入丸散	粉碎
8	巴豆霜	多入丸散用	粉碎
9	闹羊花	浸酒或入丸散	粉碎
10	红粉	只可外用，不可内服	粉碎

注：表中剂量为日服剂量，下同。

表6-2　有毒中药入药方式

序号	药材名称	用法及临床应用注意	入药方式
1	附子	3～15g	煎煮（先煎、久煎）
2	制川乌	1.5～3g	煎煮（先煎、久煎）
3	制草乌	1.5～3g	煎煮（先煎、久煎）
4	山豆根	3～6g	煎煮
5	天南星	外用生品适量，内服宜慎	煎煮
6	制天南星	3～9g	煎煮
7	半夏	内服一般炮制后使用	煎煮
8	白果	5～10g，生食有毒	煎煮
……	……	……	……
38	蕲蛇	3～9g，研末吞服	粉碎
39	金钱白花蛇	1～1.5g，研粉吞服	≤1.5g粉碎，>1.5g煎煮
40	全蝎	3～6g	<1g粉碎，≥1g煎煮
41	蜈蚣	3～5g	<1g粉碎，≥1g煎煮
42	牵牛子	每次1.5～3g，入丸散服	<3g粉碎，≥3g煎煮

表6-3　小毒中药目录及入药方式

序号	药材名称	用法及临床应用注意	入药方式
1	苦杏仁	5～10g，生品入煎剂后下	煎煮（后下）
2	吴茱萸	2～5g	煎煮
3	艾叶	3～9g	煎煮
4	重楼	3～9g	煎煮
5	川楝子	5～10g	煎煮
6	北豆根	3～9g	煎煮
7	绵马贯众	4.5～9g	煎煮
8	紫萁贯众	5～9g	煎煮
9	两面针	5～10g	煎煮
……	……	……	……
28	金铁锁	0.1～0.3g，多入丸散用	粉碎
29	水蛭	1～3g	≤3g粉碎，>3g煎煮
30	土鳖虫	3～10g	≤10g粉碎，>10g煎煮
31	鸦胆子	龙眼肉包裹或装胶囊	≤2g粉碎，>2g煎煮

二、名贵药材处理数据库

名贵药材又称贵重药材，是指历史悠久、使用广泛、疗效肯定、资源较少、价格昂贵的中药。建立名贵药材处理数据库，可充分利用其药材资源，节约制剂成本。以上海科学技术出版社出版的《名贵中药材鉴别》、中国医药科技出版社出版的《名贵中药材的识别与应用》、四川科技出版社出版的《中国名贵中药真伪鉴别》等书籍为依据，结合临床应用情况首先综合筛选制定出名贵药材数据库目录，以2020年版《中国药典》（一部）、《临床中药学》《中华本草》等书籍中关于名贵药材的用法用量、使用注意为参考要点，完善构建名贵药材处理数据库，合理、规范化应用名贵药材进行临方制剂研究。

名贵药材处理数据库涵盖 22 味中药，其中 19 味名贵药材需粉碎入药，占名贵药材处理数据库药味总数的 86.36%。而海马和海龙两味名贵中药需根据其用量选择粉碎或煎煮入药。海马和海龙为动物药，其质地韧性较强，当处方用量较大时（暂定 9g）时，与其他中药混合粉碎过筛，仍可能产生较大的损失。灵芝用普通粉碎机粉碎后呈絮状，不利于过筛，粉筛性能较差，因此选择煎煮入药。名贵药材入药方式情况详见表 6 - 4。

表 6 - 4   名贵药材目录及入药方式

序号	药材名称	用法及临床应用注意	入药方式
1	人参	另煎兑服，也可研粉吞服	粉碎
2	西洋参	3～6g，另煎兑服	粉碎
3	三七	研粉吞服	粉碎
4	天麻	3～10g	粉碎
5	铁皮石斛	6～12g；鲜品 15～30g	粉碎
6	鹿茸	1～2g，研末冲服	粉碎
7	西红花	煎服或沸水泡服	粉碎
……	……	……	……
19	熊胆	入丸散，1.5～2.5g	粉碎
20	灵芝	6～12g	煎煮
21	海龙	3～9g	≤9g 粉碎，>9g 煎煮
22	海马	3～9g	≤9g 粉碎，>9g 煎煮

注：除铁皮石斛外，其余石斛品种均采用煎煮入药。

三、以粉入药类中药数据库

中药种类繁多，成分和结构复杂多样，历代医家经过长期的临床实践发现部分中药在治疗疾病时，不宜煎煮，应以粉末的形式入药。在临方浓缩水丸的制剂工艺研究中，对于此类中药应遵循其临床用法，将其粉碎入药。以 2020 年版《中国药典》（一部）为参考，以"研末内服""研粉内服""丸散""不宜入煎剂"等为关键词，在用法用量项下进行筛选，纳入符合要求的以粉入药类中药。此外，查阅相关文献并结合临床应用习惯进一步补充以粉入药类中药数据库。

43 味中药因其临床应用习惯、有效成分的溶解性、药理活性等因素归属于以粉入药类数据库，该数据库中 88.37% 的中药在临方丸剂制备时需要直接粉碎入药，而对于白及、延胡索、紫珠叶等 5 味中药需依据处方用量确定其具体入药方式。以粉入药类数据库目录及入药方式详见表 6-5。

表 6-5 以粉入药数据库目录及入药方式

序号	药材名称	入药方式
1	冰片	粉碎
2	天然冰片	粉碎
3	艾片（左旋龙脑）	粉碎
4	鸡内金	粉碎
5	青黛	粉碎
6	麦芽	粉碎
7	稻芽	粉碎

序号	药材名称	入药方式
……	……	……
40	延胡索	<3g 粉碎，≥3g 煎煮
41	黄蜀葵花	3～5g 粉碎，>5g 煎煮
42	蛇蜕	≤0.6g 粉碎，>0.6g 煎煮
43	紫珠叶	<3g 粉碎，≥3g 煎煮

四、特殊煎煮中药数据库

在临方浓缩水丸制备的过程中，应稽古振今保留先煎、后下、包煎、烊化、煎汤代水等特殊煎煮方法。以《临床中药学》《中药调剂学》《中药学综合知识与技能》《中药煎煮用药咨询标准化手册》等书籍为参考，结合临床中药调剂工作经验，归纳总结得到特殊煎煮药味数据库。

18 味先煎中药多是质地坚硬的矿石类、贝壳类、角甲类，可通过先煎提高有效成分的煎出率。13 味后下类中药多是含有挥发性或久煎易破坏其有效成分的饮片。11 味包煎中药则是因为其质地过轻，煎煮时易漂浮在药液表面或成糊状，不便于煎煮及服用，或煎煮时绒毛脱落，混入汤液中刺激咽喉，引起咳嗽不适等症，故纳入包煎数据库。烊化类中药多为胶类中药，质地坚硬，因此粉碎或烊化入药均可。灶心土、葫芦壳、丝瓜络、糯稻根、金钱草 5 味药材因体积大，吸水量较大，因此宜先用水煎煮，过滤去渣取汁，用汁煎煮其他中药。特殊煎煮中药数据库保留了传统中药调剂的特色，使临方制剂的工艺路线更加契合中医临床用药习惯。数据库目录及入药方式详见表6-6～表6-10。

表6-6 先煎类中药目录及入药方式

序号	药材名称	药典用量	入药方式
1	蛤壳	6～15g	
2	石决明	6～20g	
3	牡蛎	9～30g	
4	珍珠母	10～25g	
5	瓦楞子	9～15g	
6	龙骨	/	
7	龙齿	/	
8	石膏	15～60g	
9	生赭石	9～30g	≤9g 粉碎，>9g 先煎
10	滑石	10～20g	
11	钟乳石	3～9g	
12	紫石英	9～15g	
13	寒水石	/	
14	磁石	9～30g	
15	鳖甲	9～24g	
16	龟甲	9～24g	
17	鹿角霜	1～2g	
18	水牛角	15～30g	

注：龙骨、龙齿、寒水石在2020年版《中国药典》中未作收录，以"/"表示。

表6-7 后下类中药目录及入药方式

序号	药材名称	入药方式
1	薄荷	≤9g 粉碎，>9g 后下
2	砂仁	后下

序号	药材名称	入药方式
3	阳春砂	后下
4	肉桂	后下
5	钩藤	后下
6	徐长卿	后下
7	番泻叶	后下
8	青蒿	后下
9	越南肉桂	后下
10	降香	后下
11	白豆蔻	≤6g 粉碎，>6g 后下
12	鱼腥草	≤25g 粉碎，>25g 后下
13	生大黄	≤15g 粉碎，>15g 后下

表6-8 包煎类中药目录及入药方式

序号	药材名称	入药方式
1	车前子	包煎
2	葶苈子	包煎
3	旋覆花	包煎
4	辛夷	包煎
5	枇杷叶	包煎
6	蒲黄	粉碎或包煎
7	海金沙	包煎
8	蛤粉	粉碎或包煎
9	六一散	粉碎或包煎
10	滑石粉	粉碎或包煎
11	马勃	粉碎或包煎

表6-9　烊化类中药目录及入药方式

序号	药材名称	入药方式
1	阿胶	
2	鳖甲胶	均为粉碎
3	鹿角胶	
4	龟鹿二仙胶	

表6-10　煎汤代水类中药目录及入药方式

序号	药材名称	入药方式
1	灶心土	
2	葫芦壳	
3	丝瓜络	均为煎汤代水
4	金钱草	
5	糯稻根	

五、物料特性分类数据库

中药按照来源可分为植物药、动物药和矿物药，以植物药居多。在植物类中药中，根、根茎、皮、叶、花、果、种子等不同部位均可入药，不同药用部位间的物料特性存在较大差异。对于动物药，其有效成分绝大多数是蛋白质类或多肽类，分子量较大，韧性较强，而矿物药无细胞结构，其药物成分可直接溶解或分散悬浮于溶剂中。植物类中药不同入药部位的质地差异较大，对制剂成型产生重要影响，溶出性能差异较大。因此有必要根据断面特征、质地、组织结构、炮制品种等对目前临床使用的中药饮片进行物料特性划分。除上述毒性中药数据库、名贵药材处理数据库、以粉入药类中药数据库、特殊煎煮中药数据库所涉及的中药外，将其余临床常用中药材及其炮制品以《中药鉴定学》《中药炮制学》《中药商品学》等书籍为指导，结合第二章研究成果构建完成了纤维料、脆性料、粉性料、油脂料、糖性料等5个不同类别的物料特性分类数据库。

将显微鉴别特征中有"维管束成束、纤维束散在或离散、纤维束众多、断面纤维性强、石细胞众多"等描述，而粉碎后长纤维较多、粉末表面粗糙、常不易过筛的中药归为纤维料。对于显微鉴别中有"淀粉粒或糊粉粒较多"等描述，易粉碎且粉碎后粉性较强的中药归为粉性料。对于质地硬而脆，易粉碎、易过筛的中药归为脆性料；有些中药经过蒸、煮、烫等炮制处理，但仍易粉碎、易过筛的中药归为脆性料。将桃仁、杏仁、莱菔子等富含油脂、脂肪油或挥发油，粉碎易黏结的中药归为油脂料。将含富多糖类成分或经过蜜炙炮制，粉碎后质地黏腻的中药归为糖性料。原则上，脆性料、粉性料以粉碎入药，而纤维料、糖性料、油脂料以煎煮入药，其中纤维料还需结合粉碎、过筛的难易程度综合考虑。在常用药中，除上述毒性药、贵细药、以粉入药、特殊煎煮的中药外，其余中药按照物料特性进行分类，其数据库目录及入药方式详见表6-11～表6-15。

表6-11 纤维料目录及入药方式

序号	药材名称	药用部位	入药方式
1	黄芪	根	煎煮
2	柴胡	根	煎煮

序号	药材名称	药用部位	入药方式
3	黄芩	根	煎煮或粉碎
4	酒黄芩	根	煎煮或粉碎
5	葛根	根	煎煮
6	续断	根	煎煮
7	炒续断	根	煎煮
8	苦参	根	煎煮
9	板蓝根	根	煎煮或粉碎
10	远志	根	煎煮
11	制远志	根	煎煮
……	……	……	……
170	五倍子	虫瘿	煎煮
171	金沙藤	孢子	煎煮
172	竹茹	茎秆的干燥中间层	煎煮

表 6-12 脆性料目录及入药方式

序号	药材名称	药用部位/类型	入药方式
1	生白芍	根	粉碎
2	炒白芍	根	粉碎
3	赤芍	根	粉碎
4	炒赤芍	根	粉碎
5	北沙参	根	粉碎
6	郁金	块根	粉碎
7	百合	干燥肉质鳞叶	粉碎
8	姜黄	根茎	粉碎
9	莪术	根茎	粉碎
10	百部	块根	粉碎

序号	药材名称	药用部位/类型	入药方式
……	……	……	……
28	煅磁石	氧化物类矿物	粉碎
29	煅自然铜	硫化物类矿物	粉碎
30	煅阳起石	硅酸盐类矿物	粉碎
31	天竺黄	秆内分泌液	粉碎
32	煅龙骨	化石	粉碎

表 6-13　粉性料目录及入药方式

序号	药材名称	药用部位	入药方式
1	茯苓	菌核	粉碎
2	茯神	菌核	粉碎
3	茯苓皮	种皮	粉碎
4	猪苓	菌核	粉碎
5	生白术	根茎	粉碎
6	蜜麸炒白术	根茎	粉碎
7	山药	根茎	粉碎
8	干姜	根茎	粉碎
9	重楼	根茎	粉碎
10	土茯苓	根茎	粉碎
……	……	……	……
40	灯心草	茎髓	粉碎
41	水牛角浓缩粉	加工品	粉碎
42	牡丹皮	根皮	粉碎
43	莲心	幼叶及胚根	粉碎
44	绿豆衣	种皮	粉碎
45	沉香粉	含树脂的木材	粉碎

表 6 - 14　油脂料目录及入药方式

序号	药材名称	药用部位	入药方式
1	当归	根	煎煮
2	酒当归	根	煎煮
3	木香	根	煎煮
4	防风	根	煎煮
5	前胡	根	煎煮
6	独活	根	煎煮
7	天葵子	块根	煎煮
8	川芎	根茎	煎煮
9	炒川芎	根茎	煎煮
10	羌活	根茎和根	煎煮
……	……	……	……
95	丁香	花蕾	煎煮
96	青天葵	叶	煎煮
97	九香虫	全体	煎煮
98	乳香	树脂	煎煮
99	没药	树脂	煎煮

表 6 - 15　糖性料目录及入药方式

序号	药材名称	药用部位	入药方式
1	党参	根	煎煮
2	炒党参	根	煎煮
3	炙党参	根	煎煮
4	桔梗	根	煎煮
5	牛膝	根	煎煮
6	川牛膝	根	煎煮
7	炙黄芪	根	煎煮

序号	药材名称	药用部位	入药方式
8	炙红芪	根	煎煮
9	蜜前胡	根	煎煮
……	……	……	……
36	酒黄精	根茎	煎煮
37	玉竹	根茎	煎煮
38	蜜枇杷叶	叶	煎煮
39	蜜枇杷叶	叶	煎煮
40	蜜麻黄	草质茎	煎煮
41	蜂房	巢	煎煮

六、粉筛率数据库

基于"药辅合一"研究思路,处方中部分药材需要粉碎成细粉充当辅料使用。而物料特性分类数据库中不同类型的物料其粉碎性能不尽相同,其中归于油脂料、糖性料、蜜炙料等分类的物料在临方浓缩制丸制备中均宜优先考虑煎煮入药。针对脆性料、粉性料及部分纤维料等物料应对其粉碎难易程度进行数字化排序。因此,在研究中引入粉筛率的概念,用于表征不同类型的物料粉碎、过筛难易程度。

具体操作方法为:取 100g 药材,投入多功能高速中药粉碎机中,粉碎 4 次,每次粉碎时间 15 秒,将粉碎后所得粉末过五号筛,称量过筛后记录所得中药粉末重量,计算粉筛率。粉筛率(PSR,%)计算公式为:

$$PSR = M/100 \times 100\%$$

式 6 - 1

式中，M 是过筛后所得中药粉末的重量（g）。

选取药用部位不同、物料特性各异的 60 种常用中药进行粉筛率考查，用以区分不同物料特性类别中药的粉筛性能。

实验结果表明：粉性料的平均粉筛率为 85.85%，脆性料的平均粉筛率为 75.55%，纤维料的平均粉筛率为 66.35%，油脂料的平均粉筛率为 54.23%，糖性料的平均粉筛率为 51.20%。脆性料和粉性料的粉筛率较高，具有良好的粉筛性能。而油脂料和糖性料的平均粉筛率为 50.00% 左右，表明其粉筛性能较差，不适宜粉碎入药。纤维料的粉筛性能优于糖性料和油脂料，部分纤维料如酒大黄、醋香附、淡竹叶的粉筛率较高，因此纤维料的入药方式需要综合判定，粉筛率是重要的参考因素之一。60 种常用中药粉筛率结果详见图 6-1、表 6-16。

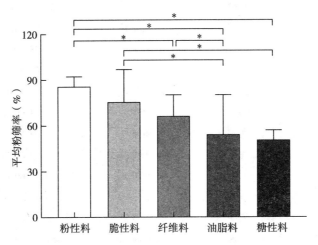

图 6-1　不同物料特性的中药平均粉筛率

注：* 表示两组间有显著性差异，$P < 0.01$。

表 6 – 16　常用中药粉筛率实验结果（$n = 3$，$\bar{x} \pm s$）

序号	药材名称	物料特性	PSR（%）
1	酒大黄	纤维料	93.31 ± 0.01
2	醋香附	纤维料	90.60 ± 0.01
3	淡竹叶	纤维料	87.19 ± 0.01
4	茵陈	纤维料	82.00 ± 0.02
5	炒赤芍	纤维料	82.59 ± 0.01
6	苦参	纤维料	81.59 ± 0.01
7	柴胡	纤维料	76.49 ± 0.03
8	防风	纤维料	70.92 ± 0.02
9	苍术	纤维料	70.20 ± 0.02
10	白薇	纤维料	68.63 ± 0.02
11	首乌藤	纤维料	68.23 ± 0.02
12	板蓝根	纤维料	67.58 ± 0.03
13	半枝莲	纤维料	67.06 ± 0.01
14	骨碎补	纤维料	66.72 ± 0.03
15	淫羊藿	纤维料	66.08 ± 0.01
16	黄黄连	纤维料	65.09 ± 0.03
17	鸡血藤	纤维料	61.03 ± 0.01
18	生黄芪	纤维料	60.60 ± 0.01
19	制狗脊	纤维料	58.84 ± 0.01
20	黄柏	纤维料	56.59 ± 0.01
21	丹参	纤维料	55.59 ± 0.02
22	白茅根	纤维料	50.45 ± 0.02
23	续断	纤维料	50.44 ± 0.01
24	荆芥	纤维料	50.10 ± 0.02
25	陈皮	纤维料	51.92 ± 0.02
26	制远志	纤维料	46.74 ± 0.01

序号	药材名称	物料特性	PSR（%）
27	甘草	纤维料	44.82 ± 0.01
28	醋莪术	脆性料	91.78 ± 0.01
29	百合	脆性料	79.30 ± 0.01
30	木瓜	脆性料	86.34 ± 0.02
31	蜜麸炒白芍	脆性料	85.54 ± 0.03
32	生白芍	脆性料	84.98 ± 0.01
33	北沙参	脆性料	81.78 ± 0.03
34	醋延胡索	脆性料	70.20 ± 0.02
35	乌药	脆性料	24.44 ± 0.01
36	醋青皮	油脂料	82.21 ± 0.02
37	川芎	油脂料	73.44 ± 0.02
38	枳壳	油脂料	73.38 ± 0.01
39	砂仁	油脂料	66.83 ± 0.02
40	当归	油脂料	65.95 ± 0.02
41	木香	油脂料	64.74 ± 0.02
42	羌活	油脂料	52.57 ± 0.02
43	黑豆	油脂料	39.92 ± 0.01
44	蒺藜	油脂料	16.93 ± 0.00
45	炒牛蒡子	油脂料	6.28 ± 0.00
46	芡实	粉性料	93.69 ± 0.01
47	白芷	粉性料	93.71 ± 0.02
48	炒五灵脂	粉性料	91.03 ± 0.01
49	山药	粉性料	89.25 ± 0.01
50	蜜麸炒白术	粉性料	88.34 ± 0.01
51	淡豆豉	粉性料	86.72 ± 0.02
52	泽泻	粉性料	86.29 ± 0.02

序号	药材名称	物料特性	PSR（%）
53	茯苓	粉性料	86.29 ± 0.01
54	薏苡仁	粉性料	85.43 ± 0.01
55	生白术	粉性料	81.68 ± 0.02
56	炒麦芽	粉性料	76.19 ± 0.01
57	牡丹皮	粉性料	71.63 ± 0.02
58	桔梗	糖性料	55.05 ± 0.02
59	党参	糖性料	54.33 ± 0.01
60	炙甘草	糖性料	44.11 ± 0.02

第二节　入药方式数据库运行规则构建

入药方式数据库的运行规则可有效地串联各子数据库，将各子数据库依据临床用药的安全性、合理性及制剂工艺的可行性进行合理的集成化处理。

入药方式数据库运行规则为：当制剂人员接收临方制剂处方后，依次依据毒性中药数据库、名贵药材数据库、以粉入药数据库、特殊煎煮中药数据库决定其具体的入药方式；制剂处方中剩余的中药需输入物料特性分类数据库中进行判定，若其属于油脂料、糖性料，可选择煎煮入药，若其属于脆性料、粉性料则粉碎入药，若属于纤维料，则需依据其数据库中的入药方式综合判定。当此种纤维料的入药方式为煎煮，则直接煎煮入药即可；若此种纤维料的入药方式注明为"煎煮或粉碎""粉碎"时，此时需要根据常用中药粉筛率数据库进一步综合判定其入药形式。该研究为后期集成数据库软件，开发智能化的中药临方制剂生产设备奠定了坚实的基础。入药方式数据库运行规则如图6-2所示。

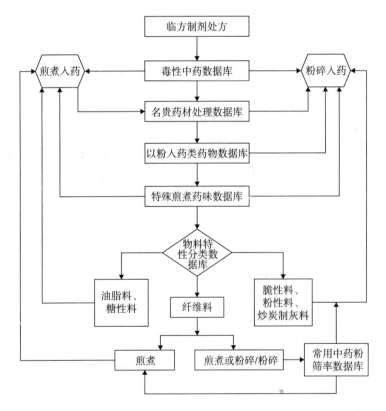

图6-2 "零辅料"临方浓缩水丸入药方式数据库运行规则

上述研究构建了17个子数据库，涵盖常用中药及炮制品共计618味，其中毒性中药83味，名贵药材22味，以粉入药类中

药 72 味，特殊煎煮处理中药 51 味，物料特性分类数据库 418
味，包括 172 味纤维料、32 味脆性料、45 味粉性料、99 味油脂
料、41 味糖性料。各子数据库通过运行规则的串联，解决了对
于个性化临方处方合理、快速、有效拆分"药"与"辅"的制
剂工艺难题，为开展临方浓缩水丸的制剂工艺奠定了良好的
基础。

毒性中药子数据库通过整合分析 2020 年版《中国药典》
（一部）中收载的 83 种毒性药材和饮片的"毒－效"关系在临
方浓缩水丸中的具体应用，明确了毒性中药在制剂中的具体入药
形式，为毒性中药在临方制剂的安全、合理应用提供了重要的保
障。临方浓缩水丸适合慢性病及需长期服药的患者，因此名贵药
材常是临方处方中必不可少的一部分。研究建立的涵盖常用 22
味名贵药材的子数据库从药物经济学、临床应用合理性等多维度
综合考虑确定了每一味名贵中药的入药方式，为名贵中药在临方
制剂工艺研究中的应用提供了依据。以粉入药类中药处理数据库
和特殊煎煮中药数据库在保留了传统中药调剂特色的基础上，结
合临方浓缩水丸的制剂特点确定了 94 味中药的具体入药方式，
使得临方制剂工艺路线更加契合中医临床用药习惯。

物料特性分类数据库以常用中药的显微特征、质地、化学成
分、炮制方法及粉筛率等方面考虑，将 419 味常用中药分为纤维
料、脆性料、粉性料、油脂料、糖性料等五类。其中，脆性料、
粉性料数据库中的中药粉筛性能良好，适宜粉碎入药；而油脂
料、糖性料更宜煎煮入药，纤维料需根据其数据库中的入药方式

结合常用中药粉筛率数据库综合判定其入药方式。

　　临方制剂处方灵活多变、药味组成繁杂、物料特性迥异，进行"药"与"辅"的合理划分对制剂工艺研究具有重要的指导意义。通过建立常用中药的处理方式数据库及运行规则，一方面有效地解决了中药分类的问题，为下一步进行制剂工艺研究做好铺垫，另一方面也为研发临方制剂处方工艺筛选软件及其智能化技术的构建提供了支撑。

第七章

中药临方制剂展望

第一节　中药临方制剂技术的发展策略

经过团队多年研究，基于制剂原料特征物理性质的临方制剂技术研究、设备开发以及智能制造模式研究，开发了中药浓缩水丸、中药原生药水丸技术体系。同时，我们对中药临方制剂的剂型应用、制剂技术、生产设备、规范标准、临床应用以及服用模式的现状及存在问题进行了系统的分析与总结，进一步提出了"研究 – 专利 – 技术 – 设备 – 标准"的创新研究与知识产权保护模式、基于全过程可溯源的临方制剂生产规范体系、基于工业4.0的临方制剂区域加工服务模式等创新发展对策，期望对推动中药临方制剂的传承与创新发展提供有益的参考。在此基础上，基于中药临方智能制造、中医经方智能辅助决策等创新技术，展望了互联网与人工智能背景下的中医药诊疗服务新模式，为创新中医药诊疗服务模式提供参考。

一、中药临方制剂的剂型多元化应用

中成药、汤剂、配方颗粒是目前中医临床最常见的制剂应用形式，临方制剂因具有中成药的相对良好口感，以及储存、携带的方便性，并具有汤剂灵活的辨证加减特点，适宜中医个性化诊疗需求，是现有制剂应用形式的有益补充，具有巨大的市场潜力，见表7 – 1。

表7-1 临方制剂与中药现有制剂形式的比较

用药形式	辨证加减	口感	储存、携带	煎煮方式	生产方式	制剂成本
中成药	-	良好	方便	共煎	规模化	低
汤剂	+	苦涩	不便	共煎	个性化	低
配方颗粒	+	苦涩	方便	单煎	规模化	低
临方制剂	+	良好	方便	共煎	个性化	高

注：-表示不适合辨证加减；+表示适合辨证加减。

从广义上讲，汤剂也属于临方制剂。但一般而言，临方制剂是指采用传统工艺制成的丸、散、膏、丹等剂型。例如在《国家中医临床药学重点专科建设要求（2013版）》中指出：应用中药传统工艺进行加工等服务，鼓励开展临方制剂，按照医师处方（一人一方）为患者制成丸、散、膏、丹。在江南一带盛行的一人一剂的膏方，就是临方制剂的典型代表。上海市《三级中医医院及中西医结合医院等级评审标准（2017年版）》规定，除了传统的丸、散、膏之外，也包含胶囊剂等现代剂型。在实际应用中，丸、散、膏应用最多；颗粒剂、胶囊剂、袋泡茶、合剂、糖浆剂、酒剂、外用贴敷散、外用膏剂、栓剂等应用较少。但对于这些现代剂型生产的合规性问题，国家和地方性法规不甚明确。建议国家和地方相关部门调研不同剂型的有效性及安全性，结合临方制剂剂型需求，不断完善相关法规，促进临方制剂剂型的多元化应用。

有临床专家指出：中药临方调配多年来主要被应用于内服中药方面，而对于外用中药，尤其对于皮肤病外用中药的临方调配远未受到重视。实际上，由于皮肤病发于体表，外用中药在治疗中发挥着非常重要的作用。皮肤病的疹型众多，并且在多种因素（如发病部位、季节、性别、年龄、刺激、过敏等）的影响下，这些皮疹还在不断变化，因此特别需要对外用中药进行临方调配，以适应不断变化的皮疹，从而达到不断提高疗效的目的。《理瀹骈文》曰："外治之理，即内治之理，外治之药，亦即内治之药，所异者法尔。"因此临方外用制剂也应受到重视。

凝胶贴膏（巴布剂）具有载药量高、不污染衣物、给药次数少、使用方便、可及时终止给药等优点。我们认为凝胶贴膏是中药临方外用制剂的理想剂型之一。鉴于中药外用制剂的不良反应时有报道，而且临方凝胶贴膏的基础研究及实际应用经验较少，建议对其循序渐进使用，不直接用于黏膜、腔道或有创面的皮肤，特别是对有毒药物，更应该慎重。同时应注意外用制剂的皮肤过敏、刺激性等问题，不宜长时间贴敷。当然，制剂原料的理化性质、载药量对中药临方凝胶贴膏制剂辅料、制剂工艺的影响较为复杂，一般的医疗机构或制剂中心要实现中药临方凝胶贴膏的一次成型是非常大的挑战，有待科研人员进行深入、系统研究。

二、"研究 - 专利 - 技术 - 设备 - 标准"的创新研究模式

当谈到临方制剂的应用问题时，多篇文献均提到当前市场上还未有专门针对临方制剂的小型生产设备，医疗机构只能使用生产院内制剂的大型设备或以手工生产为主开展临方制剂活动。但

临方制剂常方多、量少，使用普通设备往往事倍功半，易造成资源浪费；而手工生产，效率低下、规范性差，最终增加临方制剂的生产成本和病人的经济负担，难以满足人们对全过程高质量医疗的需求。

实际上，中国制药装备制造业已取得长足发展，不仅在市场规模上占据世界第一，技术水平也达到了空前的高度，在制药装备产业链广度、创新技术资源整合及开发方面取得巨大成就。目前，中国制药装备种类涵盖粉碎机械、提取浓缩设备、制剂机械、灭菌设备、包装设备等。各类机械设备的实验室、中试、大生产等不同规格产品已基本能够满足中国制药工业生产需求。针对中药临方制剂 500～3000g 饮片的生产规模，集成市场上现有的小型化设备，是目前中药临方制剂设备开发最便捷的路径。

在临方浓缩水丸研究过程中发现，工艺过程中某些特定物理参数的"物性突跃"是浓缩水丸的关键工艺控制点。通过精确控制关键工艺参数，可实现近 100% 的中药临方浓缩水丸的成型，且无须加入额外辅料，大大提升临方浓缩水丸的技术水平。基于此，自主研发相应的在线控制设备，实现临方制备过程的在线控制与智能化生产是未来的发展趋势。因此，在集成市场上现有小型化设备的同时，可进行核心设备的自主研发。中药智能制造可分为智能设计、智能生产、智能管理、智能制造服务 4 个环节，从而建立中药产品质量智能预测技术、制药过程智能预测控制技术、制药过程轨迹智能追踪分析技术、质量风险智能预警及预控技术等一批核心共性技术，这也是中药临方制剂的研发方向。

在核心设备自主研发的同时，可进行相关设备的改进与优化，从而构建中药临方小型生产线，并在实现机械化生产基础上，进一步开发数字化、智能化、连续化、柔性化的生产线。鉴于临方制剂生产规模相对较小，我们是否可以将涵盖设备及净化系统的工厂浓缩成"密闭式、自动化"临方小型生产线，也是非常值得尝试的研究开发工作。在此基础上申请相应的专利保护，从而建立"研究–专利–技术–设备–标准"的创新研究与知识产权保护模式。

三、基于全过程可溯源的临方制剂生产规范体系

当前，中药临方制剂缺乏相应的生产规范和质量标准，其特点是"三无"，即无标准、无制剂条件要求、无人员条件要求。刘佳利等提出了临方制剂生产规范及质量标准的相关问题，包括药材检验无标准、成品不稳定并且缺乏检验标准、生产环境没有严格要求、辅料及包材的适用资质没有依据、无用法用量说明等。除上述问题外，水丸及采用药辅合一的浓缩水丸的微生物标准也是一个较大的问题。是否灭菌处理，采用什么样的灭菌方法等，都值得深入的研究。此外，临方制剂一般服用2～12周，成品制剂的保质期如何规定也是个问题。

针对上述问题，一方面，参考类似的生产规范，建立规范草案，边生产边研究完善。例如原卫生部及国家中医药管理局颁布的《医疗机构中药煎药室管理规范》可作为临方制剂中药煎药

工艺规范的参考。此外，膏方作为临方制剂的典型代表，在国家层面虽然没有相应的管理规范，但各地医疗机构、代加工中心积累了丰富的实践经验，甚至一些地方管理部门对膏方的加工制定了较为详细的管理规范及实施细则。如《上海市中药行业定制膏方加工管理规范（2017）》与《上海市中药行业定制膏方加工实施细则（2017）》对膏方加工场所、设备、人员、标签管理、原辅料管理、质量检验、外包装等有详细的规定。如"直接接触中药和膏方的加工设备及成品容器应选用国家规定的符合药品、食品等相关标准要求的材质、材料""标签上应注明服用者姓名、加工编号、加工日期、服用和储存方法、注意事项等信息""贵、细药料：投料前应双人进行复核。确认无误后由双人投料，并按照处方要求分别处理（或打细粉后混入膏滋中，或单独用小锅煎煮等）"等，具有较强的参考意义。

另一方面，建议国家相关部门或地方行业管理部门组织相关研究机构及企业进行标准规范研究，在国家层面充分支持中医传统用药，发挥中医用药特色。这样既可为各层级的监管者提供可靠的参考数据，又可减少研究资源与投入的简单重复与浪费。此外，中药临方制剂作为汤药、中成药、配方颗粒等现有制剂形式的重要补充，具有巨大的商业价值，因此，也应鼓励产－学－研－医－用成果转化研究。

四、基于真实世界的临方制剂临床效果评价

长期以来，"前医后坊"是中医传统的诊疗模式，独具特色

的经营诊疗模式，体现了中医药的特色和优势。然而，在当前中药临方制剂应用过程中，患者，甚至是医生，常常提出这样的疑问：什么情况用汤剂，什么情况用临方丸剂；临方制剂的临床疗效如何；临方制剂与汤药是否有等效性；临方制剂的剂量如何确定等。

临方颗粒剂可以服用与汤剂同等的日服生药量，因此一般而言，上述问题主要是针对临方丸剂、胶囊等。汤剂的日服剂量较大，一般在 100～400g，而临方丸剂的日服剂量有限，假设患者能够接受的单次服用丸数为 20～100 丸，对于临方水丸，一般每丸重约 0.06g，在不考虑加入任何辅料前提下，若日服 2～3 次，临方水丸的日服剂量相当于饮片 2.4～18g。同样地，若以每克临方浓缩水丸相当于饮片 3g 计，其日服剂量相当于饮片 45～90g，见表 7 - 2。因此，临方浓缩水丸的日服生药量约为汤剂的 1/5，而临方水丸折合成汤剂的比例将更小，故一般情况下汤剂和临方丸剂不会有同样的临床疗效。这也是汤剂一般用于疾病的急性期而临方丸剂一般用于疾病平稳期的原因。

表 7 - 2　不同剂型的服用剂量比较

剂型	单次服剂量	服用次数	相当于饮片（g）
汤剂	100～200mL	2～3	100～400
临方水丸	20～100 丸，每丸重约 0.06g	2～3	2.4～18
临方浓缩水丸	20～100 丸，每丸重约 0.1g	2～3	45～90

杨平等通过对 2015 年版《中国药典》919 个中成药及其药味剂量进行统计分析，结果显示《中国药典》收载中成药处方

中大部分药味日服饮片量小于《中国药典》单味饮片用量，且无论是其处方中单味药的日服剂量，还是处方日服总剂量，均远小于中医临床汤剂常用剂量，见表7-3。作者进一步引用其他学者的观点进行原因分析，如有学者认为汤剂制成中成药后由于服用量的限制，导致病人每日服用剂量很低，疗效不如汤剂。另有学者通过研究表明乙型肝炎方汤剂改蜜丸后，尽管服用量仅为原方1/10，疗效却很好，只是显效较汤剂缓慢。在汤剂成药化研究中，这是有代表性的2种观点，临方制剂的剂量介于汤剂和中成药之间，应用过程中同样存在这样的疑问。在当前信息化时代，临方制剂的临床疗效及其适用范围有待以真实世界的临床效果评价进行深入研究。

我们认为汤剂和临方丸剂有各自适应人群。李东垣《珍珠囊补遗药性赋》曰："大抵汤者荡也，去久病者用之；散者散也，去急病者用之；丸者缓也，不能速去其病，用药徐缓而治之也。"汤剂一般用于重病或者急性病，而临方丸剂适用于慢性病的调理。临方丸剂的单次剂量（丸数）应综合考虑日服生药量、服用次数、每丸质量及单位质量的丸剂相当的饮片量（即药品规格）等。

表7-3 2015年版《中国药典》中成药剂型与剂量分析

剂型	中成药数目	处方日服饮片总量（g）	处方日服饮片总量平均值（g）
丸剂	279	0.003 6~46.55	9.47
片剂	189	0.15~90	17.74
胶囊剂	165	0.14~90	15.02

剂型	中成药数目	处方日服饮片总量（g）	处方日服饮片总量平均值（g）
颗粒剂	140	3.47～500	38.51
合剂	67	1.60～120.06	35.83
散剂	39	0.14～19.50	6.17
糖浆剂	22	2.25～109.38	36.89
茶剂	9	7.40～42	25.35
煎膏剂	6	13.80～50.17	33.53
锭剂	2	0.90～1.40	1.15
露剂	1	15.00	15.00

五、基于工业 4.0 的临方制剂区域加工服务模式

所谓工业 4.0（Industry 4.0），是基于工业发展的不同阶段作出的划分。按照目前的共识，工业 1.0 是蒸汽机时代，工业 2.0 是电气化时代，工业 3.0 是信息化时代，工业 4.0 则是利用信息化技术促进产业变革的时代，也就是智能化时代。德国所谓的工业 4.0 是指利用物联信息系统（Cyber – Physical System，简称 CPS）将生产中的供应、制造和销售信息数据化、智慧化，最后达到快速、有效、个性化的产品供应，这与临方制剂智能化、个性化生产特点吻合。

目前，临方制剂主要是由患者所在的医疗机构的制剂中心或者医疗机构合作的代加工中心进行制剂加工，再物流快递给病人。这种服务模式，加工点相对分散，每个加工点的制剂技术、管理水平参差不齐，造成技术资源浪费的同时，也带来制剂质量

的不稳定，同时也给监管带来更多的困难。为此，我们提出基于工业4.0的临方制剂区域服务模式，见图7-1。在每个城市或者一定范围的区域建立临方制剂区域加工中心，患者提出临方制剂委托加工需求，医疗机构、中医诊所、互联网医疗平台等提供电子处方，区域加工中心提供规范的硬件设施、加工技术和管理体系，进行统一的规范化、智能化生产，最后通过区域物流系统将产品快速送达患者。在智能化生产过程中，建立药材质量溯源体系和加工过程监控系统。与目前散在的加工模式相比，区域加工模式减少硬件设施的重复投入、提高药材饮片的质量管理、降低加工成本，有利于临方制剂的推广应用；在方便管理部门高效监管的同时，生产相对稳定的产品、满足患者高质量制剂加工需求，并将大大降低医患关系紧张的风险。

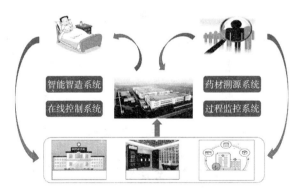

图7-1 基于工业4.0的临方制剂区域加工服务模式

临方制剂的技术提升、法规完善等诸多问题是一项需要多方面力量长期共同努力的复杂系统工程，迫切需要"研究－专利－

技术–设备–标准"的创新研究与知识产权保护，创建在互联网与工业4.0大背景下的区域加工服务模式，带动技术升级与产业发展。随着人们生活水平不断提高、生活节奏大幅加快，患者对中药药学服务的需求和质量不断提高，临方制剂作为中成药、汤药、配方颗粒等现有中药制剂应用形式的重要补充，必将迎来巨大的市场需求与应用。

第二节 互联网、人工智能背景下的中医药 健康服务模式

在互联网、人工智能等新兴技术引领产业革命的时代，中医药的创新发展必然需要与新兴产业技术相结合，才能够插上腾飞的翅膀。因此，针对目前中医药诊疗服务模式的现状和问题，基于中药临方智能制造等创新技术，探讨互联网与人工智能背景下的中医药诊疗服务新模式，以及该模式关键技术的研发思路、相关研究进展，具有重要的意义。

一、中医药诊疗服务模式的发展现状及存在问题

1. 中医药诊疗服务模式发展现状

（1）传统中医药诊疗服务模式发展现状

传统的中医药诊疗模式包括专科诊疗模式和全科诊疗模式。中医专科诊疗模式一般在公立中医院开展，专科中医师相比全科医师更专科化。专科医生除了可以采取传统的望、闻、问、切四

诊方法诊断疾病，也可以采取现代化的手段辅助疾病的诊断与治疗。社区医院、私立中医药服务机构受医疗条件的影响，多开展全科中医诊疗模式，诊疗思维以中医思维为主。大型私立中医诊所在一线、二线城市较为常见，内有中医坐诊，大多偏向于提供高端服务。而小型私人诊所在三线城市、县城、村镇较为常见，多为中医全科医师。

为了减少高等级医院看病扎堆的现象，国家大力提倡分级诊疗模式，不同级别医疗机构按疾病的轻重缓急、难易程度承担着不同的诊疗服务。绵阳市中医院积极响应国家提出的建立"基层首诊、双向转诊、急慢分治、上下联动"的分级诊疗制度，将9个县市区划片确定了不同的三级综合医院牵头组建的医联体。湖南省岳阳市中医院结合中医特色，提出"培育差异化卖点""突出中医品牌""激发人才活力"等思路，发展中医分级诊疗思路。

随着分级诊疗模式的推广、中医全科医学的发展，中医家庭病床服务模式越来越受到重视。传统的家庭诊疗模式的一些服务项目，如输液、化疗等存在较大风险，而应用适当的中医技术可弥补这方面的不足，减轻风险、增加疗效。由于区域发展的不平衡，我国西部地区居民在就医时间和距离上的可及性存在不足。为进一步贯彻分级诊疗，更好地为边远地区群众提供医疗服务，近几年政府借鉴远程医疗的信息化技术优势，大力开展基于车载移动的诊疗服务，方便边远地区居民享受到高质量的卫生服务。中医因具有"一人全科"的特性，且针灸等治疗方法切实易行，可以为民众切实解决实际问题，成为巡回车载移动医疗服务模式的重要组成部分。

（2）新兴中医药诊疗模式发展现状

随着互联网的普及，互联网中医服务模式受到重视。国务院提出至 2030 年，发展"互联网＋"中医医疗模式，中医药服务系统达到覆盖各个省市。刘洋等人分析当前互联网＋精准医疗与中医学的契合点，以胃癌前病变为例，探索了医疗精准化和智能化的新型互联网＋中医诊疗服务模式。刘昊等人建设了"互联网＋中医远程会诊平台"，实现名医异地"坐诊"，实现患者线上就医的功能，搭建了互联网中医医院的初级形态。2015 年，中医智能云平台落地浙江省海盐，该平台相继在湖州、余杭、富阳、苏州等地展开合作，积极为患者提供线上中医医疗服务。春雨医生、小鹿医馆等互联网中医诊疗服务平台相继诞生，为医生和患者构建一个线上互动交流平台。除了提供诊疗服务外，有的互联网中医诊疗服务平台还提供药物调剂、煎煮、配送等服务，方便了患者的诊治流程。互联网中医诊疗模式的兴起，使患者足不出户就可以享受中医专家的诊断治疗。

2. 当前中医药诊疗服务的共性问题

（1）中医临床疗效水平参差不齐

与西医相比，中医临床疗效水平参差不齐的程度更为严重。一方面，高水平的中医一号难求，甚至要排队数月；另一方面，老百姓得病时常不知道去哪里找适合的中医。导致这种现象的重要原因，与中医的诊疗体系不够标准化、规范化有关，跟现行的中医培养模式、中医严重西化也有直接关系。此外，在现行中医药诊疗模式中，通常只是一个医生面对一位患者，诊疗过程往往局限于医生个人现有经验，在已知知识领域进行的诊疗工作。在实际工作中，难免会出现只对某一类疾病、某一些方剂使用的片面性和局限性。

（2）中医资源分配不均衡

中医诊疗少不了中医师的参与，而中医师的知识水平、临床经验存在较大差距。中医成才时间相对缓慢，一位优秀的中医师需要数年甚至十几年的培养，这就造成了优秀的中医资源相对匮乏。传统的医患面对面的诊疗模式，受空间局限，医生通常只能针对本地区的患者展开服务，而优秀的资源多集中于一线大城市，中医资源分配不均衡，二三线城市、广大农村的老百姓很难获取优质的中医资源。

（3）百姓就医的可及性及效率有待提高

传统中医诊疗模式是在医院或中医诊所开展的诊疗服务，对医生及患者双方在就诊时间上的限制非常明显。患者预约、排队、挂号、等待就诊、等待取药等程序对时间资源的消耗非常大，而与此同时，医生在有限的工作时间里也只能完成有限数量的诊疗工作。在一些特殊时期，受时间、空间局限性影响的传统诊疗模式甚至无法正常进行。

（4）远程中医诊疗模式仍存在技术缺陷

目前互联网＋的诊疗模式可能导致中医特色丢失。在互联网平台上，中医医师无法进行精准的望闻问切，甚至有些时候，由于诊断信息的缺失，造成一些中医大夫在远程诊疗中，以检验、影像学、心电图等西医检查报告作为主要依据进行疾病的诊断、治疗，导致中医特色的丢失。

二、中医人工智能辅助诊疗决策系统研发

1. 中医人工智能辅助诊疗决策系统研发进展

人工智能（Artificial Intelligence，AI）是研究和开发用于模拟、延伸和扩展人的智能的理论、方法和技术及应用系统的一门新技术科学，是引领新一轮科技革命和产业变革的战略性技术，具有"头雁"带动性效应。目前弱人工智能已逐渐渗透到我们的生活，如 AlphaGo、无人驾驶、无人机等。在医学领域，医学影像、体外诊断、手术导航等 AI 技术在临床上已获得应用，并产生了重大的临床价值。如达·芬奇手术机器人已经广泛应用于成人和儿童的外科、妇产科以及心脏手术，大大增加了手术精确度，并能减小手术创伤等负面效应。

在中医领域，人工智能研究主要体现在数据挖掘、四诊诊断、智能诊疗辅助决策等方面。如汤尔群等采用中医处方智能分析系统对《伤寒论》112 方的知识点进行量化表达，实现对《伤寒论》方证的君、臣、佐、使排序，气、味、归经规律及辨证处方规律等方面的数据挖掘，具有重要的研究意义。近年来，随着图像识别技术及人工智能的应用，舌诊仪、脉诊仪、色诊仪等中医诊断设备不断取得进展，为四诊智能化应用奠定了坚实基础，也为中医智能诊疗及疗效评价提供了技术手段。早在 20 世纪 80

年代，关幼波肝病诊疗程序成功开发，是我国中医专家系统的首次应用。近几年，随着人工智能技术的发展，中医药临床大数据知识挖掘及临床辅助系统研发已有一些研究成果，如国医大师思维模拟等，包括国医大师王琦智能辅助诊疗系统、国医大师朱良春浊瘀痹（痛风）智能辅助诊疗系统、国医大师程莘农院士智能经络辅助诊疗系统，以及中国中医科学院研制的中医临床决策支持系统等。上海中医药大学附属龙华医院通过构建智能处方系统，并利用2955例次中医肺癌门诊资料，探讨人工智能技术在中医药治疗肺癌处方系统构建中的应用，获得令人满意的效果。单病种的中医药人工智能处方系统可以作为人工智能运用到中医诊疗的一个突破口。

2. 中医人工智能辅助诊疗决策系统研发的瓶颈问题

尽管人工智能思维模式与中医象思维在注重整体思维、强调开放动态、重视经验思维、关注预测推理等思维过程上具有相似性，但中医与人工智能的结合研究仍存在着诸多问题。这些问题不仅仅体现在法律法规体系建立的延迟、复合性开发人才的匮乏等方面，更体现在中医与人工智能融合的实际技术层面。

首先是中医数据的标准化问题。中医数据包含症状、体征、舌象、脉象、证候、病机（病位、病性、病势）、治法、方剂、药物、剂量等复杂信息，虽然中医药工作者对其做了大量标准化研究工作，形成了相对公认的标准化体系，但在局部仍存在一些问题。并且，中医学存在着不同医学流派、辨证思维体系和诊治方法，不同的知识体系及认知规则对疾病和证候的分类是不同的，对临床案例的诊断也不可能一致，导致数据难以系统化、标准化。有研究者认为，AI研究源于大数据，不同的医学流派、不同的辨证思维，导致数据合并困难，是制约中医药AI发展的最关键问题。此外，中医临床的复杂性与证候的标准化之间仍存在着矛盾，包括标准化证候规范与临床复杂性的矛盾，标准化治则治法与临床立法的多样性的矛盾，标准化处方规范与中医个体化治疗特点的矛盾。这种矛盾的存在，可能限制了中医人工智能辅助诊疗决策系统的准确应用。

其次是样本数据的数量与质量问题。一方面，中医古籍或现代文献中的病案存在不规范、不完整等现状，缺少可供模型训练的结构化数据样本；另一方面，受医师临床水平、主观意识或采集设备的稳定性、准确度影响，其诊断结果缺乏客观指标和统一标准。目前，中医运用人工智能所进行的智能辅助诊疗决策系统研究一般在百例或千例级别。如徐亮等基于684例的名老中医气虚证辨证决策辅助系统模型研究，李建生等基于1134例的2型糖尿病中医证候决策辅助系统研究。我们认为，研究模拟的对象选择，在很大程度上决定了可供训练的结构化数据样本的数量和质量。模拟某国医大师或者名中医，可能样本数据量相对较小，而数据质量较高；如果针对某个科室或某个疾病，其数据量可能相对较大。如基于93626例门诊临床数据、涉及11名专家数据分析的高血压中医智能诊疗专家系统设计。

最后是人工智能数据分析算法的选择。虽然近几年深度学习技术深入发展，并被成功应用于各个领域，但由于中医数据"多模态、高复杂"的特点，单一使用深度学习技术或其他传统机器学习方法很难达到理想的效果。机器学习方法与规则推理相结合不但能发挥机器学习方法挖掘潜在特征的优势，同时也充分利用中医领域知识。如浙江大学的学者提出在利用有监督的主题模型和中医领域知识进行知识表示，然后用分类器进行处方开发，挖掘中医临床病例治疗模式。孙喜灵等提出要在阐明辨证论治内在逻辑的基础上，运用智能计算技术建立运算模型。任雪等提出了一种基于主动集成学习的中医智能辅助诊疗模型及其构建方法，既可通过主动学习机制得到具有个性分析能力的诊断分类器，也可将集成训练多个不同模型，获得更加精准的中医智能辅助诊疗模型。

3. 中医经方智能辅助诊疗决策系统研发的思路与进展

陆志平等详细介绍了中医专家系统的研发步骤：①医理设计：建立具有划分"中医证型"作用的临床症状数据库；总结"中医证型"划分的依据并建立规则库；建立临证加减的规则库，建立相关知识库。②建立数学模型：用数学模型模拟辨证论治过程。③程序设计：通过编程，用计算机语言来实现数学模型。④通过大量数据验证并优化。

基于上述现存问题及研发步骤，课题组以《伤寒论》教材及伤寒中医名家的医案为研究对象，开展"中医经方人工智能辅助诊疗决策系统"（方证大师）的研发。选择《伤寒论》教材及经方名家的医案为研究对象，可不拘泥于某位国医大师或某位名老中医，也不拘泥于某个特定的疾病，可以提高样本数据的数量和质量，同时可增大该系统的适用范围；选择方证辨证的思维方式进行思维模拟，可在很大程度上规避中医临床与证候标准化之间存在的矛盾，并减小不同流派、不同辨证思维产生的标准化问题的影响；采用机器学习方法与规则推理相结合的方法，以相对有限的数据，获得较好的决策效果。规则算法的建立是本决策系统的核心，主要来源于《伤寒论》各条文及文献对每一方证的论述、研究与总结。最后用《伤寒论》教材及经方名家的医案对所建立的规则进行优化和修正，其研发思路及路径见图7-2。

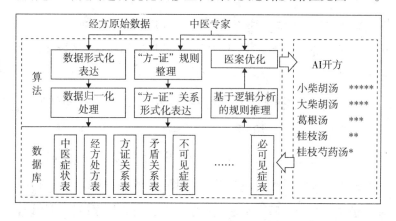

图7-2 方证AI辅助诊疗决策系统研发思路

目前，已经建立了《伤寒论》112方的方剂名称、证候、常见主治病症、主症、次症、舌象、脉象、药物组成及剂量、剂型、煎煮方法、服用方法、条文、药物加减、使用禁忌等信息的基础数据库，并构建了112方的方证对应规则。建立了应用《伤寒论》经方的1000多个医案的数据库，从中筛选建立了"方证对应"的临床症状集，建立了规范化的症状表及体现相同中医内涵的等同症状数据库。来源于教科书的 360 个权威医案的测试结果表明：推荐处方第一名的符合率达 62% 以上，推荐处方在前 2 名的符合率达 75% 以上，推荐处方在前 3 名的符合率达 92% 以上；推荐处方在前 5 名的符合率达 99%。该测试结果提示：医生在前 3 个或前 5 个推荐方中筛选，可获得适合病症特点的高匹配度经方。随着对经方医理的深入认识，方证对应的进一步明确以及测试医案数量的增加，该智能算法将得到进一步优化，有望获得更高的准确性和临床价值。

三、中医药健康服务新模式的设想

个体化治疗的特点，临床疗效水平的参差不齐，医疗资源不平衡，让我们思考中医药诊疗服务的新模式。新的诊疗服务模式可融合互联网、大数据及人工智能等新技术，提高百姓的中医药诊疗服务的质量和效率。基于中医经方智能辅助决策及中药临方智能智造技术，我们设想新模式可能具有以下流程：利用 5G 传输技术，医生通过问诊方式采集病人的症状及体征，并采用脉象仪、舌象仪等智能化设备获得高质量的舌象、脉象信息；处方智能决策系统自动获取四诊信息输入后，经过智能算法运算，快速推荐高匹配度的中医处方；医生根据推荐的处方进行适当的优化加减，形成个性化辨证处方；发药系统将相应的饮片或代煎制剂物流快递给病人。而对于慢性病病人，根据病人的特定需求，可选择丸剂、散剂、颗粒剂等临方剂型，临方智造系统将根据处方药味特点，智能决策适合该个性化处方的制剂处方和制剂工艺，并采用在线控制设备智能生产该定制化制剂，再物流快递给病人，详见图7-3。新的诊疗模式将实现个性化诊疗、智能化处方、精准化制剂、标准化流程等定制化的高质量互联网诊疗服务。

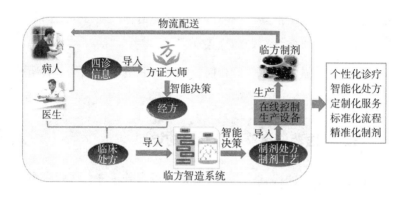

图7-3 互联网、人工智能背景下的中医药诊疗服务新模式

参考文献

[1] 邓丙戌.皮肤病外用中药的临方调配 [C].北京：中华中医药学会.中华中医药学会皮肤科分会第六次学术年会、赵炳南学术思想研讨会、全国皮肤科中医外治高级研修班，2009：4.

[2] 张韶湘，邹昱蕾，余晓玲.医疗机构开展临方制剂应用实践中存在的问题及解决建议 [J].中药与临床，2020，11 (4)：27.

[3] 张丽青，李景春，冯爽. 临方制剂中存在的问题与对策 [J]. 中医药管理杂志，2014，22（1）：72.

[4] 吴忠义. 全国中药特色技术实践运用与推广探索[J]. 中医药管理杂志，2018，26（14）：193.

[5] 王学成，伍振峰，臧振中，等. 中国制药装备标准化现状、问题分析与对策 [J]. 中国医药工业杂志，2020，51（3）：411.

[6] 杨明，伍振峰，王芳，等. 中药制药实现绿色、智能制造的策略与建议 [J]. 中国医药工业杂志，2016，47（9）：1205.

[7] 刘佳利. 中药临方制剂的实践与思考 [J]. 人人健康，2019（10）：115.

[8] 陈玉欢，凌霄，刘淑钰，等. 全国13家中医院中药饮片处方剂量现状调研与分析 [J]. 中国药房，2021，32（1）：103.

[9] 杨平，阳长明，林丹，等. 关于《中国药典》2015年版中成药剂量的分析和思考 [J]. 中草药，2019，50（16）：3741.

[10] 孙磊，管燕. 影响医院自制中成药疗效因素之探讨 [J]. 中国现代中药，2003，5（6）：20.

[11] 夏丕芳. 中药汤剂制成成药后服用量的我见 [J]. 中国中药杂志，1992，17（6）：351.

[12] 任清良，卢建磊. 新医改背景下地市级三级公立中医

医院发展战略思考——以绵阳市中医医院为例［J］. 中医药管理杂志, 2019, 27 (14): 9 - 12.

［13］刘洋, 潘华峰, 刘伟, 等. 互联网＋精准医疗视野下中医防治胃癌前病变新诊疗模式探索［J］. 中国中医药信息杂志, 2019, 26 (10): 4 - 7.

［14］刘昊, 张红, 刘堃靖, 等. 互联网＋中医远程会诊平台构建与展望［J］. 中国卫生信息管理杂志, 2019, 16 (04): 458 - 461.

［15］新华网. 中医智能云系统落地海盐, 中医云时代来了［EB/OL］. ［2015 - 12 - 07］. http://www. zj. xinhuanet. com/ylyw/2015 - 12/07 c_ 1117372820. htm.

［16］都红美. 互联网＋模式下中医药的 SWOT 分析与对策［J］. 中医药管理杂志, 2019, 27 (18): 4 - 6.

［17］张远望. 人工智能与应用［J］. 中国科技纵横, 2015 (20): 22.

［18］包竹筠. 人工智能在中医学的发展应用及前景思考［J］. 中国社区医师, 2019, 35 (36): 4 - 6.

［19］汤尔群, 任廷革, 陈明, 等. 基于数据挖掘方法的《伤寒论》方证知识挖掘研究［J］. 中国中医药信息杂志, 2012, 19 (4): 31 - 34.

［20］崔骥, 许家佗. 人工智能背景下中医诊疗技术的应用与展望［J］. 第二军医大学学报, 2018, 39 (8): 846 - 851.

［21］刘军, 韩燕鸿, 潘建科, 等. 人工智能在中医骨伤科

领域应用的现状与前景［J］．中华中医药杂志，2019，34（8）：3608 - 3612.

［22］杨蕴，钟薏，于观贞，等．人工智能促进中医药传承发展的机遇与挑战［J］．北京中医药，2019，38（8）：835 - 838.

［23］杨蕴，阮春阳，裴朝翰，等．引入人工智能构建肺癌中医处方系统探索［J］．世界科学技术—中医药现代化，2019，21（5）：977 - 982.

［24］杨燕，熊婕，王传池，等．人工智能思维模式与中医"象思维"的相似性探析［J］．中华中医药杂志，2018，33（10）：4419 - 4422.

［25］宣思宇，田侃，杨泽华，等．健康中国视域下人工智能在中医药领域应用存在的问题及建议［J］．建议与对策，2019，10（6）：62 - 66.

［26］赵宇平，李楠，闫朋宣，等．中医药人工智能现状研究及发展思考［J］．中国中西医结合杂志，2019，DOI：10.7661/jcjim.20190827.183

［27］张德政，哈爽，刘欣，等．中医药领域人工智能的研究与发展［J］．情报工程，2018，4（1）：13 - 23.

［28］林树元，朱文佩，曹灵勇．从经方理论特点探讨中医标准化的新思路［J］．中医杂志，2017，58（24）：2080 - 2083.

［29］徐亮，陈守强，侯建辉，等．基于 BP 神经网络的中医辨证模型构建方法探讨［J］．世界中医药，2016，11（2）：335 - 338.

［30］李建生，胡金亮，王永炎．基于 2 型糖尿病数据挖掘的中医证候诊断标准模型建立研究［J］．中国中医基础医学杂志，2008，14（5）：367 - 370．

［31］刘健，蒋卫民，沈宫建．基于数据分析的高血压中医智能诊疗专家系统设计［J］．北京中医药，2019，38（9）：904 - 907．

［32］Liang Yao，Yin Zhang，Baogang Wei，et al. Discovering treatment pattern in Traditional Chinese Medicine clinical cases by exploiting supervised topic model and domain knowledge［J］．Journal of Biomedical Informatics. 2015，58：260 - 267．

［33］孙喜灵，姜伟炜，李有根，等．基于中医诊疗新工具的辨证论治智能计算系统的研发路径［J］．中医杂志，2018，59（14）：1175 - 1178．

［34］任雪，郭艳．基于主动集成学习的中医智能诊断模型及构建方法［J］．中国循证医学杂志，2019，19（9）：1118 - 1123．

［35］陆志平，李媛媛，魏方方，等．人工智能、专家系统与中医专家系统［J］．医学信息，2004（8）：458 - 459．